抗不整脈薬の考え方, 使い方

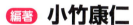

編著 小竹康仁
鳥取大学医学部 循環器・内分泌代謝内科学分野

永嶋孝一
日本大学医学部 内科学系循環器内科学分野 准教授

中外医学社

❖執筆者 （執筆順）

永嶋孝一　日本大学医学部内科学系循環器内科学分野 准教授

小竹康仁　鳥取大学医学部循環器・内分泌代謝内科学分野 学部内講師

水上　暁　亀田総合病院循環器内科 部長

深谷英平　北里大学医学部循環器内科学 講師

松永泰治　大阪労災病院循環器内科 副部長

徳田道史　東京慈恵会医科大学循環器内科 講師

高麗謙吾　小倉記念病院循環器内科

西内　英　群馬県立心臓血管センター循環器内科 部長

岸原　淳　北里大学医学部循環器内科学 診療講師

足立参希　市立ひらかた病院薬剤部 主任

富田貴之　鳥取大学医学部附属病院薬剤部

序文

　近年，不整脈治療としてカテーテル治療が広く普及してきました．以前に比べると外来や病棟で抗不整脈薬を使用する機会も減ってきたように思います．それでも，緊急対応を要するERの現場や，カテーテル治療を希望されない患者さん，カテーテル治療後の患者さんの急性期あるいは慢性期管理に対して，抗不整脈薬は依然として重要で欠くことのできない存在です．

　そんな重要で欠くことのできない薬なのですが，「抗不整脈薬」って聞くと苦手意識を抱く読者が多いのではないでしょうか．かく言う私もその一人でした．その理由として，実に多くの種類の抗不整脈薬が存在すること，薬ごとに作用機序や副作用が異なること，そして副作用が生じた際に重篤な状態に結びつきやすいことなどが，苦手意識を生む原因となっているものと思われます．

　本書は抗不整脈薬に苦手意識を持つ皆さんのために，EP大学講師陣が立ち上がりました．実臨床の中で抗不整脈薬を選択する際に，実は押さえておくべきポイントは限られています．そのポイントはズバリ，

　　　心筋細胞の
　　　1. どのイオンチャネルをブロックするか
　　　2. どのイオンチャネルのブロックを避けるか
これにつきます．

　本書はこのポイントに基づいて，EP大学講師陣の先生方に，不整脈ごとの抗不整脈薬の選択のポイントをわかりやすく解説してもらいました．また医師のみならず，薬剤師の先生方にも，抗不整脈薬を使用する際のポイントについて解説いただきました．

　本書が抗不整脈薬に対する苦手意識を払拭し，読者の皆さんがいざという時に自信を持って薬剤選択する際の一助となれば幸いです．

　最後になりましたが，本書の執筆に尽力いただきました共著の先生方，中外医学社の岩松様，中村様にこの場を借りて御礼申し上げます．ありがとうございました．

　　　　　2024年11月

　　　　　　　　　　　　　　　　　　　　　　　　　　小竹康仁

CONTENTS

総論

1　抗不整脈薬総論〈永嶋孝一〉2

   1 ここだけは覚えて！ 心筋細胞の脱分極 / 再分極 2

   2 実は強い味方：Vaughan Williams 分類と
Sicilian Gambit 3

   3 どのイオンチャネルをブロックし,
どのイオンチャネルのブロックを避けるか 4

2　抗不整脈薬の分類と使い方のコツ〈小竹康仁〉6

   1 Ⅰ群 6

   2 Ⅱ群 8

   3 Ⅲ群 9

   4 Ⅳ群 9

各論

1　心房性不整脈 12

1. 上室期外収縮〈小竹康仁〉12

   1 心電図の特徴 12

   2 原因　病因 12

   3 薬物治療の適応 13

   4 薬物治療の実際 13

   まとめ 14

2. 発作性上室性頻拍　房室結節リエントリー性頻拍〈水上　暁〉15

   1 心電図の特徴 16

   2 原因・病因 16

   3 薬物治療の適応 17

v

3-1 急性期治療（頻拍の停止）・・・・・・・・・・・・・・・・・・・・・・・・・・17

3-2 慢性期治療（再発の予防・再発時の対応）・・・・・・・・・・・・・・・18

4 薬物治療の実際・・19

4-1 急性期治療（頻拍の停止）・・・・・・・・・・・・・・・・・・・・・・・・・・・・・19

4-2 慢性期治療（発作時の頓用処方）・・・・・・・・・・・・・・・・・・・・・23

4-3 慢性期治療（再発予防）・・・・・・・・・・・・・・・・・・・・・・・・・・・・・・24

まとめ・・24

3.WPW 症候群・・・・・・・・・・・・・・・・・・・・・・・・・・・・〈深谷英平〉26

1 心電図の特徴・・26

2 原因・病因・・29

3 薬物治療の適応と実際・・・・・・・・・・・・・・・・・・・・・・・・・・・・・・・・・30

3-1 房室回帰頻拍 ORT/ART・・・・・・・・・・・・・・・・・・・・・・・・・・・・30

3-2 偽性心室頻拍 pseudo-VT・・・・・・・・・・・・・・・・・・・・・・・・・・・33

3-3 発作予防・・34

まとめ・・36

4. 心房粗動（心房頻拍）・・・・・・・・・・・・・・・・・・・・〈松永泰治〉38

1 心電図の特徴・・39

1-1 房室伝導が 1 対 1 の心房頻拍・・・・・・・・・・・・・・・・・・・・・・・39

1-2 房室伝導が 2 対 1 以下の心房頻拍・・・・・・・・・・・・・・・・・・・39

2 原因・病因・・42

2-1 房室伝導が 1 対 1 の心房頻拍・・・・・・・・・・・・・・・・・・・・・・・42

2-2 房室伝導が 2 対 1 以下の心房頻拍・・・・・・・・・・・・・・・・・・・42

3 薬物治療の適応・・・・・・・・・・・・・・・・・・・・・・・・・・・・・・・・・・・・・・・43

4 薬物治療の実際・・・・・・・・・・・・・・・・・・・・・・・・・・・・・・・・・・・・・・・44

4-1 房室伝導が 1 対 1 の心房頻拍・・・・・・・・・・・・・・・・・・・・・・・44

4-2 房室伝導が 2 対 1 以下の心房頻拍・・・・・・・・・・・・・・・・・・・45

まとめ・・47

5. 心房細動・・・・・・・・・・・・・・・・・・・・・・・・・・・・・・・・・・〈徳田道史〉49

1 心電図の特徴・・49

2 原因・病因・・50

3 薬物治療の適応・・・・・・・・・・・・・・・・・・・・・・・・・・・・・・・・・・・・・・・51

4 薬物治療の実際・・・・・・・・・・・・・・・・・・・・・・・・・・・・・・・・・・・・・・・52

4-1 薬理学的除細動（心房細動⇨洞調律化）・・・・・・・・・・・・・・52

4-2 心房細動の再発予防（洞調律の維持）・・・・・・・・・・・・・・・・54

4-3 カテーテルアブレーションの併用 ･･････････････････････････54
5 具体的な薬剤の使用法 ･･････････････････････････････････57
5-1 Na$^+$チャネル遮断薬（I 群薬）･････････････････････････58
コラム Ic Flutter ･･61
5-2 K$^+$チャネル遮断薬（III 群薬，ベプリジル）･････････････63
まとめ ･･･65

2 心室性不整脈 ･･･67

1. 心室期外収縮 ･･･････････････････････････････････〈高麗謙吾〉67
1 心電図の特徴 ･･68
2 原因・病因 ･･･73
3 薬物治療の適応 ･･･････････････････････････････････････75
4 薬物治療の実際 ･･･････････････････････････････････････76
まとめ ･･･78

2. 心室頻拍 ･･･････････････････････････････････････〈西内 英〉81
1 心電図の特徴 ･･81
2 原因・病因 ･･･81
2-1 VT の原因と基礎疾患 ････････････････････････････････81
2-2 作用機序から考える抗不整脈薬の狙い ････････････････82
3 薬物治療の適応 ･･･････････････････････････････････････85
3-1 VT 治療の考え方 ･･･････････････････････････････････85
3-2 VT に合わせた薬物の選択 ･････････････････････････････85
4 薬物治療の実際 ･･･････････････････････････････････････87
まとめ ･･･91

3. 心室細動 ･･･････････････････････････････････････〈岸原 淳〉93
1 心電図の特徴 ･･93
2 原因・病因 ･･･93
3 薬物治療の適応 ･･･････････････････････････････････････94
4 薬物治療の実際 ･･･････････････････････････････････････94
4-1 チャネルで考える心室細動薬物治療 ････････････････････95
4-2 各抗不整脈薬の使用方法と注意点 ･･･････････････････････96
4-3 基礎疾患から考える心室細動薬物治療 ･･･････････････････99
コラム QT 延長症候群の緊急時対応 ･･･････････････････････101
まとめ ･･･104

vii

3 薬剤代謝の立場から注意すること······························107

1. 肝機能障害・腎機能障害のある患者·················〈足立参希〉107
  1 抗不整脈薬の適切な投与量の調節·······························107
  1-1 薬物動態学の基本，ADME を理解しよう····················108
　　コラム タンパク結合率と非結合形分率の考え方················109
  1-2 肝臓と腎臓による薬物の消失過程を知っておこう！··········111
  1-3 肝機能と腎機能はどうやって評価するの？····················112
  1-4 症例問題···115
　　コラム 肝抽出率···117
　　コラム 分布容積とタンパク結合率····························118
　　コラム 総濃度と非結合形濃度の関係··························121
  1-5 血中濃度モニタリングは有用なのか？·······················123
  2 併用薬との薬物間相互作用·································123
　　コラム DDI の予測と管理·····································128
  3 副作用モニタリング·······································128

2. 服薬アドヒアランスを高める工夫·····················〈富田貴之〉131
  1 アドヒアランス··131
  2 服薬アドヒアランス·······································132
  3 服薬アドヒアランスとその評価方法·······················132
  4 服薬アドヒアランスの低下要因·····························133
  5 服薬アドヒアランスを高める工夫···························134
  6 不整脈領域で用いられる薬剤の服薬アドヒアランス向上の
　　ために··139
  6-1 抗不整脈薬···139
  6-2 抗凝固薬···140
　　まとめ···141

索引···143

総論

●はじめに●

　抗不整脈薬と聞くと苦手意識を持つ読者は少なくないと思います．なぜ苦手なのか，まずは苦手な理由の解像度を上げてみましょう．

① そもそも不整脈の診断に自信が持てないから，薬剤を選べない．

② 薬剤の種類が多くて覚えられず，どう使い分けていいのかわからない．

③ とっつきにくい抗不整脈薬の分類が，よりによって Vaughan Williams 分類と Sicilian Gambit の 2 つもある．

④ 選んだ薬剤で副作用が出たらこわい．

　こんな理由が大多数なのではないでしょうか？

　この教科書ではこれらの悩みを解決し，絶対に抗不整脈薬を得意分野にさせます！

1 抗不整脈薬総論

結論から言います！ 抗不整脈薬の使い方のポイントはズバリ,

心筋細胞の
❶ どのイオンチャネルをブロックするか
❷ どのイオンチャネルのブロックを避けるか

これにつきます.

実は「この不整脈にはこの薬剤」というように, 不整脈ごとに薬剤が決まっているのではなく, どの不整脈でもブロックすべきチャネルとブロックしてはいけないチャネルを見極めて, 使うべき薬剤を 1 ～ 2 つに絞るという戦略になります.

騙されたと思って読み進めてみてください！

1. ここだけは覚えて！ 心筋細胞の脱分極 / 再分極

まず, どうやって狙うイオンチャネルを決めるのか……まず心筋細胞がどのように興奮しているかを見てみましょう. 図1 は心 (室) 筋細胞の全体の興奮, つまり QRS 波と, 同時相の個々の心筋細胞の活動電位を示します. 活動電位に苦手意識を持つ読者は多いと思いますが, 覚えることはたった 3 つのイオンです. 心筋細胞は, Na^+ と Ca^{2+} が細胞内に流入することで脱分極し, K^+ が流出することで再分極します. この 3 つの陽イオンさえ覚えてくれれば, 大丈夫です！

少し詳しく見ましょう. $-90mV$ の静止膜電位に保たれた心筋細胞は, Na^+ チャネルが開口し, 大量の Na^+ がドバーっと心筋細胞内に流入することにより脱分極し, 細胞内電位は急速に $+20mV$ まで上昇します. つまり Na^+ チャネルは脱分極の起爆剤となるわけです. これに引き続いて Ca^{2+} チャネルが開口し, 活動電位のプラトー相を形成します. この Ca^{2+} は, トロポニン C というアクチンとミオシンとの結合のブレーキを解除し, 心筋を収縮させます. ただ, なぜ Ca^{2+} が流入しているのに電位がプラトーになるかというと, このタイミングで再分極に関与する K^+ チャネルも開口するため, 細胞内に大量に存在する K^+ が流出し, この内向きの Ca^{2+} 電流と外向きの K^+ 電流が相殺するからです. や

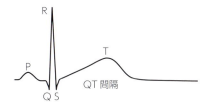

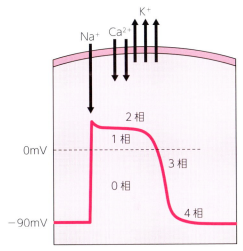

図1 活動電位と膜電位

がて K⁺ 電流により細胞内電位が静止膜電位まで低下し，再分極します．したがって，この心筋の脱分極や再分極に関わる Na⁺，Ca²⁺，K⁺ チャネルのどれかをブロックすれば，不整脈が抑えられるのです．

2. 実は強い味方：Vaughan Williams 分類と Sicilian Gambit

　それをふまえてまず，Vaughan Williams 分類を見てみましょう．I 群は Na⁺ チャネル遮断薬，II 群は β 遮断薬，III 群は K⁺ チャネル遮断薬，IV 群は Ca²⁺ チャネル遮断薬（Ca 拮抗薬）の 4 群に分類されています．ここでハッ!!　と気づくでしょう．Vaughan Williams 分類は，II 群の β 遮断薬を除いて，たったいま学んだ心筋細胞の脱分極と再分極に必要なイオンチャネル，Na⁺，Ca²⁺，K⁺ のどれをブロックしますか？　という分類なんです．実は，複雑な抗不整脈薬をわかりやすく分類した，心強い味方だったんですよ．こう考えると少し親近感が湧きませんか．

しかし時代とともに，複数のチャネルを遮断する薬剤が開発され，Vaughan Williams 分類では整理しきれなくなってきたことや，CAST study（陳旧性心筋梗塞患者での抗不整脈薬使用が死亡率を上昇させたという報告）から，1990 年代に不整脈の薬物治療を再考する会議がイタリアのシチリア島で開催されました．そこで個々の薬剤と，その薬剤がブロックするチャネルを一覧表にしたのが Sicilian Gambit です．この名称はシチリア島と，チェスの一手である Queen's Gambit からとったもので，Queen's Gambit とは，チェスの中で最強のコマである Queen の力を最大限に有効活用する戦略です．シチリア島での会議を最大限に活用する一手といったところでしょうか．ちなみに Sicilian Gambit はあくまで一覧表であり分類ではないため，Sicilian Gambit の後ろには「分類」がつきません．

この Sicilian Gambit は Vaughan Williams 分類と比べて格段に正確ではあるものの，あまりにも複雑であることから，抗不整脈薬への苦手意識を生みますよね．

ですから抗不整脈薬の選び方は，

❶ まずどのイオンチャネルをブロックするかを Vaughan Williams 分類で決め，
❷ 決めた薬剤がブロックしてはいけないチャネルにも手を出してないか，Sicilian Gambit で最後にチェック

で，十分だと思います．

3. どのイオンチャネルをブロックし，どのイオンチャネルのブロックを避けるか

では実際に抗不整脈薬を選択する際，Na^+，Ca^{2+}，K^+ チャネルのどれをブロックするか考えましょう．脱分極に関与する Na^+，Ca^{2+} チャネルをブロックすると，異常な脱分極を抑制でき，抗不整脈作用がでます．一方，K^+ チャネルをブロックすると再分極に時間がかかるようになり，不応期が延長します．その結果，次の脱分極ができなくなり，不整脈が停止します．K^+ チャネル遮断薬は，実は一番抗不整脈作用が強く，特にリエントリー性の不整脈には非常に有効です．

続いて，ブロックすることにより起こりうる副作用も知っておきましょう．Na^+，Ca^{2+} チャネルをブロックすると，脱分極が抑制されますよね．そのため心機能が抑制されるので，心機能低下症例は使えません．そのなかでも Na^+ チ

ャネル遮断薬に分類される Ia 群は，さらに M2 受容体阻害により抗コリン作用も持ちます．そのため，前立腺肥大や緑内障には使用できません．また，抗コリン作用により心拍数が上昇するリスクがあり，非常に心拍数の高い頻脈性不整脈には少し躊躇してしまいますよね．一方，K^+ チャネルをブロックすると，再分極に時間がかかるため，QT が延長します．これが不整脈を抑える主作用ではあるのですが，過剰投与すると Torsade de Pointes とよばれる多形性心室頻拍を起こし突然死するリスクがあるため，要注意です．このように，症例ごとにブロックするべきチャネルと，ブロックすると起こりうる合併症をしっかり知ったうえで，自信を持って薬剤を選択しましょう．

〈永嶋孝一〉

2 抗不整脈薬の分類と使い方のコツ

　ここからは，Vaughan Williams 分類に沿って，各群の薬剤を勉強しましょう．
先に説明したように，Vaughan Williams 分類は，不整脈の発生に関係が深い
3 つのイオンチャネル（Na^+ チャネル，K^+ チャネル，Ca^{2+} チャネル）と 1 つ
の受容体（交感神経 β 受容体）のどれを主な標的とするかで次の 4 つに分類さ
れています．

1. I 群

　I 群は心筋の脱分極の起爆剤となる Na^+ チャネルを遮断する薬剤です．I 群は
さらに活動電位持続時間に対する作用などから Ia, Ib, Ic の 3 種類に分類されま
す．Ia と Ic は活性化 Na^+ チャネル遮断薬，つまり，Na^+ チャネルの開口（活性
化）をブロックします．一方，Ib は不活性化 Na^+ チャネル遮断薬とよばれ，Na^+
チャネルが不活性化した後，また活性化できる状態になるまでの回復過程をブロ
ックします．理解のため，Ic → Ia → Ib の順で見ていきましょう．

❖ Ic

　Ic は純粋な Na^+ チャネル遮断薬です．代表的な薬剤はピルシカイニド（サン
リズム®），フレカイニド（タンボコール®）などがあります．純粋な Na^+ チャ
ネル遮断薬ですので次項以降で説明するような Na^+ チャネル遮断以外の副作用
を心配する必要はありません．Na^+ チャネル遮断によって脱分極の起爆剤が抑
制されますので，心機能抑制には注意が必要です．

❖ Ia

　次に Ia について見ていきます．Ia は Na^+ チャネルに加えて K^+ チャネル遮断
作用も併せ持ちます．その結果として，再分極時間が延長することで，活動電
位持続時間が長くなります．代表的な薬剤はシベンゾリン（シベノール®），ジ
ソピラミド（リスモダン®）などがあります．注意すべき副作用としては Na^+
チャネル遮断による心機能抑制に加えて，K^+ チャネル遮断による再分極の延長
（QT 延長）などがあります．さらに Ia は，M（ムスカリン）2 受容体阻害作
用を有することによる抗コリン作用がみられることにも注意が必要です．便秘，

口喝，尿閉といった症状が出現することがあり，緑内障，前立腺肥大の患者さんに使用すると症状を増悪させてしまうことがあります．Ia に抗コリン作用があることはしっかり覚えておいてください．

❖ Ib

　最後に Ib ですが，Ia, Ic との違いのポイントは不活性化 Na^+ チャネルの遮断薬である（Na^+ チャネルへの作用のタイミングが違う）ことです．Na^+ チャネルは，Na^+ の流入後に不活性化します．Ib はその後の回復過程をブロックする薬剤となります．Ib は活性化中にブロックするわけではないので，心機能にさほど大きな影響を与えず使用することが可能です．代表的な薬剤はリドカイン（キシロカイン®），メキシレチン（メキシチール®）などがあります．なお，心室筋では Na^+ チャネルの不活性化の時間が長いために Ib が効果を発揮する隙が存在しますが，心房筋では不活性化の時間がきわめて短いために Ib が効果を発揮する隙がありません．このため，Ib は通常心室性不整脈に対してのみ使用されます．

■ まとめ

	作用するイオンチャネル	作用タイミング	代表薬
Ia	Na^+チャネル＋K^+チャネル遮断（M2受容体阻害→抗コリン作用）	活性化Na^+チャネル	ジソピラミド（リスモダン®）シベンゾリン（シベノール®）
Ib	Na^+チャネル遮断	不活性化Na^+チャネル	リドカイン（キシロカイン®）メキシレチン（メキシチール®）
Ic	Na^+チャネル遮断	活性化Na^+チャネル	フレカイニド（タンボコール®）ピルシカイニド（サンリズム®）

- Ia：Na^+ チャネル＋ K^+ チャネル遮断作用も併せ持つ．心機能抑制（Na^+ チャネル），QT 延長（K^+ チャネル），抗コリン作用（M2 受容体阻害）に注意．
- Ib：不活性化Na^+チャネル遮断薬なので心機能にさほど大きな影響を与えない．通常は心室性不整脈に対して使用．
- Ic：純粋な Na^+ チャネル遮断薬．心機能抑制に注意．

2 抗不整脈薬の分類と使い方のコツ

原則としてI群薬（Na^+チャネル遮断薬）は心筋の収縮力を低下させます．もともと不整脈や心不全を起こしやすい基礎心疾患を有する患者には使用しないようにしましょう．

2. Ⅱ群

Ⅱ群は交感神経β受容体を遮断する薬剤です．β遮断薬は現在の心不全の標準治療薬となっていますが，不整脈診療においても有効です．交感神経β受容体を遮断することで，心臓の異常な興奮を抑制し，有効なレートコントロール治療の一つであると考えられています[1]．代表的な薬剤としてはビソプロロール（メインテート®），プロプラノロール（インデラル®）などがあります．

β遮断薬を使用する場合，心臓（β_1受容体）選択性，内因性交感神経刺激作用（intrinsic sympathomimetic activity: ISA），脂溶性/水溶性など様々な考慮するポイントがありますが，ここでは特に重要な心臓（β_1受容体）選択性について説明したいと思います．β_1受容体は主に心臓に分布しており，β_2受容体は心臓以外にも気管支平滑筋や肝臓，膵臓など様々な場所に存在しています．先にあげた薬剤のうち，ビソプロロールはβ_1のみをブロックする薬剤（選択的β_1遮断薬）で，プロプラノロールはβ_1もβ_2もブロックする薬剤（非選択的β_1遮断薬）になります．β_1受容体を遮断することで，交感神経による心機能亢進や異常な興奮を抑制したり，心拍数低下作用を発揮します．注意すべきこととしては，交感神経の抑制に伴う徐脈や房室ブロックなどがあげられます．一方，非選択性β_1遮断薬は気管支平滑筋[2]や肝臓[3]など様々な場所に存在するβ_2受容体も遮断してしまうことから，気管支喘息や慢性閉塞性肺疾患（chronic obstructive pulmonary disease: COPD）患者さんでは使用しにくく，また脂質代謝などに悪影響を及ぼすリスクがあります．したがってそのような併存疾患を持つ患者さんに対してはβ_1選択性の薬剤を選ぶようにしましょう．

まとめ

- 選択的β_1遮断薬：交感神経活動の抑制．徐脈や房室ブロックに注意．
- 非選択的β_1遮断薬：上記（β_1受容体遮断作用）に加え，β_2受容体遮断効果にも注意．→ COPD，気管支喘息，脂質代謝異常を持つ患者さんには特に注意．

3. Ⅲ群

　Ⅲ群は再分極に関与する K^+ チャネルを遮断する薬剤で，最も抗不整脈作用の強い薬剤です．現時点において使用可能なⅢ群薬のうち，純粋な K^+ チャネル遮断薬はニフェカラント（シンビット®，静注のみ）で，ソタロール（ソタコール®，経口のみ）には K^+ チャネルに加えて β 遮断作用が，アミオダロン（アンカロン®，静注および経口）には K^+ チャネル遮断に加えて，β 遮断，Na^+ チャネル遮断，Ca^{2+} チャネル遮断作用が加わります（アミオダロンはマルチチャネルブロッカーともよばれます）．K^+ チャネル遮断によって再分極を延長させることで，リエントリー性不整脈などで非常に効果を発揮します．**K^+ チャネル遮断のみの場合は脱分極の過程には影響しないので，基本的には心機能抑制はありません．最大の注意点は QT 延長，Torsade de Pointes (TdP) です．**Ⅲ群薬の投与中は心電図の QT 間隔はしっかりモニタリングしておくようにしましょう．一方ソタロールやアミオダロンについては，純粋な K^+ チャネル遮断薬ではありません．β 遮断作用（ソタロール，アミオダロン）や Na^+ チャネル遮断作用（アミオダロン）などによって，心機能抑制（陰性変力作用）があることに注意してください．

　またアミオダロンは急性期の副作用（徐脈，血圧低下）に加えて，慢性期の副作用（間質性肺炎，甲状腺機能異常）があることに注意しておく必要があります．特にアミオダロンによる薬剤性間質性肺炎は時に致死的となりますので，アミオダロン投与前後で咳嗽の出現の有無や，聴診で fine crackle の有無の確認，また採血にて KL-6 などのマーカーの上昇がないか確認するようにしましょう．

■ まとめ

- 純粋な K^+ チャネル遮断薬はニフェカラント（静注）のみ.
- 抗不整脈作用は最も強いが，QT 延長に特に注意が必要.
- アミオダロンは急性期の副作用（徐脈，血圧低下）に加えて，慢性期の副作用（間質性肺炎，甲状腺機能異常）があることに注意.

4. Ⅳ群

　Ⅳ群は Ca^{2+} チャネルを遮断する薬剤です．代表的な薬剤としてベラパミル（ワソラン®）やベプリジル（ベプリコール®）などがあります．Ca^{2+} チャネル

は房室結節などに多く存在しており，Ca^{2+} チャネルを遮断することで房室伝導が抑制され，心拍数低下作用をもたらします．頻脈性不整脈のレートコントロールなどでしばしば使用されます．一方で Ca^{2+} チャネル遮断薬（Ca 拮抗薬）には心機能抑制（陰性変力作用）があることに注意が必要です．

ベプリジルに関して Ca^{2+} チャネル遮断作用に加えて強力な K^+ チャネル遮断作用も併せ持ち，I 群が無効な発作性心房細動などでしばしば使用されます．一方でその強力な K^+ チャネル遮断による QT 延長のチェックも忘れないようにしましょう．

■ まとめ

- 房室結節の伝導抑制によるレートコントロールなどに有効．
- 心機能抑制（陰性変力作用）に注意．

カテーテルアブレーションが主流となった現在，臨床現場で抗不整脈薬を使う場面が以前よりも減ってきているかもしれません．しかしながら外来で緊急対応を求められた時，あるいはなんらかの理由でカテーテルアブレーションが行えない患者さんに対して，抗不整脈薬は頼もしい武器となります．実際の現場では素早い判断が求められますので，まず治療しようとしている不整脈を考えた後に，

❶ どのイオンチャネル（あるいは受容体）をブロックするか？
❷ どのイオンチャネル（あるいは受容体）のブロックを避けるか？

の 2 ステップで考えると，薬剤選択や，投与後に注意するポイントが瞬時に判断できると思います．さて，次からの各論ではそれぞれの具体的な不整脈に対して，上記の 2 ステップで投薬内容や注意すべきポイントを考えてみましょう．

■ Reference

1) Olshansky B, Rosenfeld LE, Warner AL, et al.; AFFIRM Investigators. The Atrial Fibrillation Follow-up Investigation of Rhythm Management (AFFIRM) study: approaches to control rate in atrial fibrillation. J Am Coll Cardiol. 2004; 43: 1201-8. PMID: 15063430 .

2) Jabbour A, Macdonald PS, Keogh AM, et al. Differences between beta-blockers in patients with chronic heart failure and chronic obstructive pulmonary disease: a randomized crossover trial. J Am Coll Cardiol. 2010; 55: 1780-7. PMID: 20413026 .

3) Heart Failure Society Of America. Evaluation and management of patients with acute decompensated heart failure. J Card Fail. 2006; 12: e86-e103. PMID: 16500576 .

〈小竹康仁〉

各論

1 心房性不整脈

1. 上室期外収縮

- ☑ 狙うチャネル：β受容体，Na$^+$チャネル
- ☑ 注意するチャネル：Na$^+$チャネル

1. 心電図の特徴

　上室期外収縮は，12誘導心電図にて本来予定されている心房波（P波）よりも早いタイミングで出現する上室性早期興奮によって診断され，しばしば期外収縮のP波に心室波（QRS波）が追従しない（伝導ブロックを伴う）こともあります 図1．これは上室期外収縮があまりに早いタイミングで出現するので，房室結節の不応期によって心室筋へ電気興奮が伝わらないことで生じます．

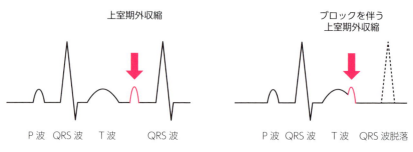

図1　上室期外収縮の心電図

2. 原因・病因

　上室期外収縮の原因には，

1. 自律神経系の異常に起因するもの（明らかな器質的心疾患を伴わないもの；カフェイン，アルコール，ストレスなどにて増悪）
2. 器質的心疾患を伴うもの（特に心房負荷をきたすような病態；心筋梗塞，心筋症，弁膜症など）

❸ その他（肺疾患，甲状腺疾患など）

が考えられていますが，原因が明らかではない症例も多く存在します．

3. 薬物治療の適応

　上室期外収縮は健常な人にも観察され，基本的には血行動態への影響も少なく，強い自覚症状がなければそれ自体が治療対象となることは多くありません．しかしながら，欧州不整脈学会による治療指針によると，100 拍 / 日以上の期外収縮は新規心房細動発症の予測因子となりうることも報告されています[1]．

　したがって，

❶ 自覚症状があり QOL を大きく損なう場合
❷ 期外収縮の頻度が多い場合

上記の際には治療の対象となります．一方で，上室期外収縮を薬物療法の治療対象とする際には，治療のメリットとデメリット（安全性）が十分考慮されなければいけません．

4. 薬物治療の実際

　2020 年の日本循環器学会 / 日本不整脈心電学会合同のガイドライン（不整脈薬物治療ガイドライン）[2] に準拠すると，上室期外収縮の治療としてまずは症状の有無にかかわらずライフスタイルの改善（カフェイン，アルコール制限）が推奨されています（Class Ⅰ）．それでも改善しなかった場合，最初に使用する抗不整脈薬として β 遮断薬の検討が推奨されています（Class Ⅱa）．特に交感神経緊張やカテコラミンなどが発症に関与し，日中に増加する「自律神経系の異常に起因すると考えられるタイプの上室期外収縮」には有効性が期待されます．

　その他にも，Ⅰ群抗不整脈薬も使用されますが，Na^+ チャネル遮断薬には心機能抑制作用（陰性変力作用）があります．心筋梗塞や心機能低下例においてⅠ群抗不整脈薬は予後を悪化させる可能性があり，注意が必要です（Class Ⅲ）．

　上室期外収縮の薬物治療に関しては，「自覚症状の強さ，出現頻度の多さ」を総合的に判断し，薬物治療による不整脈抑制に固執しすぎないようにすることが重要です．上室期外収縮それ自体が特に緊急性を要する病態でないがゆえに，

安全性を最優先した治療プランを立てることが大切です．生活習慣の是正など
と併用しながら必要に応じて薬物療法を行い，コントロールが難しい場合は不
整脈専門医に相談してカテーテルアブレーションを検討するなど，常に複数の
治療オプションの中から判断するようにしましょう．またいったん抗不整脈薬
による治療を始めた際にも，漫然と処方を継続しないようにすることも重要で
す．特にⅠ群の抗不整脈薬を使用した場合，不整脈の出現状況，その有効性，な
らびに心機能低下や徐脈傾向がないかなどを定期的にモニタリングするように
しましょう．

まとめ

　自覚症状が強く，また出現頻度が高い場合,治療のメリットとデメリット（安
全性）を十分考慮して治療を開始する．

☑ **狙うチャネル：β受容体，Na⁺チャネル**
→ライフスタイルの改善を図ったのちに，β遮断薬（Ⅱ群薬），Na⁺
チャネル遮断薬（Ⅰ群薬）を投与．
☑ **注意するチャネル：Na⁺チャネル**
→陰性変力作用（心機能抑制）に注意．心機能低下症例では使用を控
える．

■ Reference

1）Chong BH, Pong V, Lam KF, et al. Frequent premature atrial complexes predict new occur-
rence of atrial fibrillation and adverse cardiovascular events. Europace. 2012; 14: 942-7.
PMID: 22183750 .

2）Ono K, Iwasaki YK, Akao M, et al. ; Japanese Circulation Society and Japanese Heart Rhythm
Society Joint Working Group. JCS/JHRS 2020 Guideline on Pharmacotherapy of Cardiac
Arrhythmias. Circ J. 2022; 86: 1790-924. (日本循環器学会 / 日本不整脈心電学会． 2020
年改訂版 不整脈薬物治療ガイドライン． https://www.j-circ.or.jp/cms/wp-content/up-
loads/2020/01/JCS2020_Ono.pdf. 2024 年 7 月閲覧）

〈小竹康仁〉

1 心房性不整脈

2. 発作性上室性頻拍 房室結節リエントリー性頻拍

> ☑ 狙うチャネル：Ca^{2+}チャネル，β受容体，アデノシン受容体
> ☑ 注意するチャネル：Ca^{2+}チャネル，β受容体，アデノシン受容体

発作性上室性頻拍（paroxysmal supraventricular tachycardia: PSVT）には主に房室回帰性頻拍（atrioventricular reciprocating tachycardia: AVRT）と房室結節リエントリー性頻拍（atrioventricular nodal reentrant tachycardia: AVNRT）があり，どちらもリエントリー性の不整脈ですが，いずれも房室結節をリエントリー回路に含んでいます．よって，他のリエントリー性頻拍と異なり，**房室結節の伝導を抑制する薬剤にも発作の停止や予防効果が期待できます**．房室結節細胞の興奮は，Na^+電流に依存する心房筋や心室筋と異なり，Ca^{2+}電流に依存しています．Ca^{2+}電流の抑制が房室結節の伝導抑制につながりますので，狙うチャネルは Ca^{2+}電流に直接的に影響する Ca^{2+}チャネル，および間接的に影響するβ受容体とアデノシン受容体です．Ca^{2+}チャネル，β受容体は遮断することで，アデノシン受容体は刺激することで，房室結節の伝導を抑制します．

Ca^{2+}電流の抑制は房室結節の伝導抑制により PSVT の停止や再発予防に有効ですが，洞結節細胞の興奮も，心房筋や心室筋の収縮も Ca^{2+}電流に依存しています．よって Ca^{2+}電流を抑制する薬剤には徐脈や心機能抑制（陰性変力作用）を起こす可能性があることに注意が必要です．アデノシン受容体を刺激するアデノシン三リン酸（ATP）は半減期が短いため，徐脈や低血圧を起こしてもすぐに改善しますが，非ジヒドロピリジン系の Ca 拮抗薬やβ遮断薬の投与時は遷延する徐脈や血圧低下に注意が必要です．特に心機能抑制作用が強いベラパミルの中等度以上の心機能低下例への投与は，避けた方がよいでしょう．

アデノシン受容体は心臓以外にも血管や気管支など全身に分布しており，その刺激によって喘息発作や狭心症を誘発する可能性があるため注意が必要です．特に喘息患者への投与は避けるか，慎重に行いましょう．

1. 心電図の特徴

　PSVT の心電図診断のポイントは，①QRS 幅が狭い頻脈で，②リズムは整であることです．PSVT は発作時の RR 間隔に対する P 波の位置により Short RP 頻拍（RP 間隔＜PR 間隔）と Long RP 頻拍（RP 間隔＜PR 間隔）に分けられます．AVNRT の 90％を占めるとされる通常型（Slow-Fast 型）は，QRS 波の中もしくは直後に P 波がみられるのが特徴であり，Short RP 頻拍の中でも Very short RP 頻拍とよばれます 図1 ．Very short RP 頻拍を見たらそれだけで Slow-Fast 型の AVNRT である可能性が高いといえます．

　非通常型の Fast-Slow 型では Long RP 型，Slow-Slow 型では Short RP 型を呈するため，房室回帰性頻拍や心房頻拍との鑑別が必要になりますが，Fast-Slow 型および Slow-Slow 型の AVNRT はいずれも心房興奮が逆行性に伝導する遅伝導路に依存し，遅伝導路が後中隔（下方）に位置しているため，Ⅱ，Ⅲ，aVF 誘導で陰性の P 波を呈します（房室回帰性頻拍や心房頻拍では様々な形の P 波を呈します）．

　頻拍中の心電図から P 波を見つけるのは容易ではありませんので，発作時と洞調律時の心電図を細かく比較してみましょう．QRS 波，ST 部分，T 波などの形が少し異なる場合は，そこに P 波が隠れている可能性があります 図1 ．

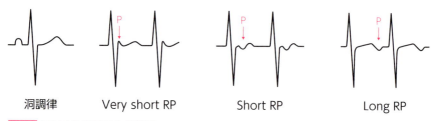

洞調律　　　Very short RP　　　Short RP　　　Long RP

図1 PSVT 心電図による鑑別

2. 原因・病因

　AVNRT は PSVT の中で最も頻度が多く（約 60％），そのほとんどは心臓に他の問題を有さず，男性よりも女性の方が発症しやすいとされています．20〜30 歳代で発症する方が多いですが，高齢になってから発症する場合もあります．
　房室結節内に主に遅伝導路（slow pathway）と速伝導路（fast pathway）の 2 本の伝導路を有することで，その間を旋回するリエントリー性の不整脈を発症

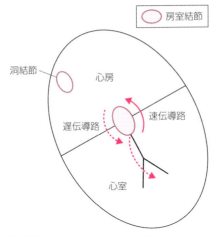

図2 AVNRT（Slow-Fast型）

します 図2 ．稀に2本の遅伝導路を有し，その間を旋回する場合もあります．回路は主に房室結節細胞で構成されていますが，電気生理学的検査の所見などから心房筋や心房筋と房室結節細胞の間に存在する移行細胞（transitional cell）も回路に一部含まれている可能性が示唆されています．このように頻拍回路にどのような組織が含まれているかを理解することで，適切な抗不整脈薬の選択が可能になります．

3. 薬物治療の適応

AVNRTに対する薬物治療の適応が考慮される状況として，発作が持続していて停止させたい急性期治療と，再発を予防したり再発時に止まりやすくしたりする慢性期治療が考えられます．それぞれについて解説します．

3-1 ▶ 急性期治療（頻拍の停止）

AVNRTの発作は自然停止することも多いですが，持続した状態で来院された場合は停止させる必要があります．頻拍を停止させる方法は血行動態の安定性を見て判断します．

❖ 血行動態が不安定な場合

　頻拍により血行動態が不安定な患者，狭心痛を伴う患者においては同期下カルディオバージョン（DC）を考慮しますが，ATP の静注（保険適用外）も即効性で有効性が高く，鎮静を要さず，また鑑別診断にも有用であるため，有効な選択肢と考えられます．

❖ 血行動態が安定している場合

　迷走神経刺激法を試みるか薬物治療を行います．迷走神経刺激法には Valsalva 法（深呼吸後に 15 秒ほど息を止めていきむ），頸動脈マッサージなどがありますが，頸動脈マッサージは特に高齢者や動脈硬化のハイリスク患者などでは脳梗塞を引き起こすリスクがあり，ハイリスク患者への施行は避け，行う場合も頸部に bruit がないことを確認してから行う必要があります．Valsalva 法を行った直後に患者を臥位にしてショック体位のように両足を挙げた姿勢をとらせると停止率が上がることが報告されていますが[1]，迷走神経刺激による PSVT の停止率は最大でも 50％未満と高くありません．昔行われていた眼球圧迫は強く行いすぎると眼球損傷の危険があることから，現在は推奨されていません．迷走神経刺激法は患者さんが自宅でも行えるため，患者さんに教育することで再発時に試してもらうことも可能です．

　薬物治療を行う場合は，主に ATP と非ジヒドロピリジン系の Ca 拮抗薬であるベラパミルやジルチアゼムの静注を用います．いずれの薬剤も頻拍停止効果は 90％以上と有効性は高いですが[2]，ATP の方が静注後すぐに効果が出現し心電図記録下で使用でき診断につながること，半減期がきわめて短く副作用が出た場合でも経過観察のみで速やかに改善する可能性が高いことから，第一に使用を考慮します．β 遮断薬および I 群や III 群の抗不整脈薬にも PSVT の停止効果はありますが，ATP や非ジヒドロピリジン系 Ca 拮抗薬の有効性・安全性が高いため，ATP や非ジヒドロピリジン系 Ca 拮抗薬が無効か使用困難な場合以外は使用されません．

3-2 ▶ 慢性期治療（再発の予防・再発時の対応）

　再発の予防として最も有効で確実なのはカテーテルアブレーションです．1 回のアブレーションによりほとんどの PSVT が 90％以上の確率で根治可能です[3]．よって根治的治療を望むすべての PSVT 患者がカテーテルアブレーションの適応となりますが，なんらかの理由によりカテーテルアブレーションが施行困難な場合，患者さんがカテーテルアブレーション治療を希望されない場合，

すぐに治療を行えない場合は発作の頻度や発作の持続時間に応じて薬物治療を考慮します．発作の頻度の高低や発作の持続時間の長短はいずれも主観的なものであり，特に決まった基準はありません．

❖ 発作の頻度が低く持続時間が短い場合

特に症状の軽い症例では再発予防治療は必ずしも必要ありません．患者さんの希望があれば，再発し持続した際に使用可能な非ジヒドロピリジン系 Ca 拮抗薬や β 遮断薬などの頓用処方を考慮します．

❖ 発作の頻度が低く持続時間が長い場合

特に症状が強い場合は，発作時に使用可能な非ジヒドロピリジン系 Ca 拮抗薬や β 遮断薬などの頓用処方を考慮します．

❖ 頻回に発作を認める場合

発作頻度を下げるために非ジヒドロピリジン系 Ca 拮抗薬や β 遮断薬などの定期処方を考慮します．発作の持続時間が長い場合は定期処方に加え，頓用処方の追加も検討します．

4. 薬物治療の実際

洞調律時にデルタ波がある症例では薬物治療の選択肢が異なりますので（詳細は次項参照），洞調律時の心電図がある場合はデルタ波の有無を確認しましょう．

デルタ波を認めない症例には，PSVT の頻拍回路の重要な部分を占める房室結節の伝導を抑制する薬剤を第一に考えます．特に AVNRT においては，頻拍回路のほとんどが房室結節細胞で構成されます．そのために狙うチャネルは Ca^{2+} チャネル，β 受容体，アデノシン受容体です．

静注薬では ATP や非ジヒドロピリジン系の Ca 拮抗薬，内服薬では非ジヒドロピリジン系の Ca 拮抗薬や β 遮断薬などが処方の中心になります．

4-1▶ 急性期治療（頻拍の停止）

上記の適応に従って発作停止のための急性期治療として，薬物治療が選択された場合を想定します．このような場合は，ATP および非ジヒドロピリジン系の Ca 拮抗薬であるベラパミルやジルチアゼムの静注が治療の主体となります．

表1 ATPと非ジヒドロピリジン系Ca拮抗薬（静注）の比較

	効果発現までの時間	半減期	副作用	避けるべき患者
ATP	数秒間	約10秒	喘息発作，一過性の強い不快感や心停止	喘息（特に活動性）
ベラパミル	数分間	2.5時間	徐脈，心不全増悪，血圧低下	中等度以上の心機能低下，低血圧
ジルチアゼム	数分間	2時間		

血行動態が不安定な場合は ATP が，安定している場合は ATP と非ジヒドロピリジン系 Ca 拮抗薬の両者が第一選択となりえますが，それぞれの薬剤には異なる特性があり，それを理解して使い分けましょう **表1**．

❖ アデノシン三リン酸（ATP）

アデノシン受容体を刺激することで，間接的に Ca^{2+} 電流を抑制し，房室結節の伝導遅延・ブロックを形成し，PSVT を停止させます．ATP 感受性 K^+ チャネルを開口し，細胞内の K^+ 濃度を低下させて過分極にすることで房室結節の電気的興奮を抑制する作用もあります．急速静注すれば直後に効果が出現し，AVNRT を含めた PSVT の即時停止が期待でき，半減期が 10 秒程度ときわめて短く，徐脈・低血圧を含めた副作用が遷延しないため，血行動態が不安定な患者にも使用が可能です．

12 誘導心電図のマニュアル記録下に投与することで，PSVT 停止時の 12 誘導心電図波形が記録でき鑑別診断にも有用です．

半減期の短さから，緩徐に静注すると投与している間に効果が薄れていきますので投与時には急速静注し，10 〜 20 mg の生理食塩水で速やかに後押ししましょう．投与時に出現する胸部不快感，呼吸苦，紅潮，頭痛，悪心，心停止などの副作用は経過観察のみで 1 分以内にほぼ消失します．ただ副作用による強い不快感を生じるため，患者さんにその旨をお伝えし，それらの症状がすぐに消失することも必ず説明しましょう．

その他の副作用として喘息発作の誘発が知られており，これも一過性であることが多いですが，稀に遷延しアミノフィリンによる拮抗が必要となることがあります．特に活動性の気管支喘息には投与しないのが原則です．

効果がすぐに切れてしまうため，再発予防効果はありません．ATP は本邦では PSVT に対する保険適用はないことに注意が必要です．

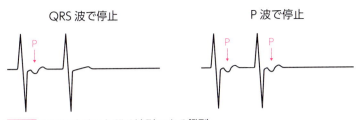

図3 頻拍停止時の心電図波形による鑑別

〈ATP静注によるnarrow QRS regular tachycardiaの鑑別〉

　　　ATPは房室結節などのCa^{2+}電流に依存した組織の伝導は遮断しますが，Na^+電流に依存する心房筋，心室筋，ケント束などの伝導へは影響しません．この性質を利用し，ATPを段階的に増量して静注し，その反応をみることでnarrow QRS regular tachycardiaの鑑別がある程度可能です．

　　　房室結節の伝導遮断には通常10～20 mgのATPが必要であり，それよりも少量（1～5 mg）の投与で頻拍が停止した場合，ATPへの感受性がきわめて高いATP感受性心房頻拍である可能性が高いです．

　　　10～20 mgの投与で房室ブロックが形成されても頻拍の停止が得られない場合，房室結節をリエントリー回路に含むAVRTやAVNRTは否定され，心房頻拍，心房粗動などが鑑別にあがります．房室ブロックが形成されることでQRS波がなくなり，P波や粗動波の評価が容易になることで診断にもつながります．

　　　10～20 mgの投与で頻拍が停止した場合は，AVRTかAVNRTが鑑別にあがります．そこで頻拍停止時にP波で停止したかQRS波で停止したかを確認します　図3　．P波で停止した場合どちらの可能性もありますが，QRSで停止した場合はAVRTを否定することができます．

具体的な投与方法　アデノシン三リン酸（ATP）

- **用法・用量**
  発作の停止（静注）：5 mg急速静注（効果不十分な場合は10 mg，20 mgと増量）
- **副作用**：喘息発作，胸部不快感，呼吸苦，紅潮，頭痛，悪心，心停止など（すべて一過性だが，喘息発作は遷延する場合あり）
- **注意**：必ず急速静注し生理食塩水10～20 mLで後押し．副作用は短時間だがほぼ必発なので，患者への事前説明が必要．

❖ 非ジヒドロピリジン系 Ca 拮抗薬

Ca^{2+} チャネルを直接的に遮断することで、房室結節の伝導遅延・ブロックを形成し、PSVT を停止させます。静注薬としてベラパミル（ワソラン®）とジルチアゼム（ヘルベッサー®）が使用可能ですが、効果の強さからベラパミルがよく使用されます。いずれも PSVT の停止に数分間を要します。いつ PSVT が停止するかは予測困難なため、停止時の 12 誘導心電図を記録することは難しいですが、モニター心電図を確認すれば P 波で停止したか QRS 波で停止したかわかる場合もあり、上記の ATP 静注による停止時と同様に AVNRT と AVRTの鑑別診断に役立ちます。

ATP 投与時のような強い不快感を生じることはありませんが、半減期が 2 ～ 2.5 時間程度と ATP より長く、徐脈、心不全増悪、血圧低下などの副作用が起こってしまうとしばらく遷延しますので、それに対する対応が必要になることもあります。中等度以上の心機能低下、低血圧、血行動態が不安定な患者への投与は極力避けた方がよいでしょう。ジルチアゼムは停止効果がやや弱い反面、副作用も弱い傾向があります。効果が持続している間は再発予防にも有効です。ジヒドロピリジン系の Ca 拮抗薬には心臓への抗不整脈作用や心機能抑制作用（陰性変力作用）はありません。

具体的な投与方法　ベラパミル

- **用法・用量**

  発作の停止目的の静注：5 mg を 5％ブドウ糖もしくは生理食塩水で希釈して約 5 分で投与（5 mg アンプルを使用する場合は 1 アンプル）、効果が不十分であればもう一度繰り返す。

  発作時の頓服：40 mg 1 錠内服、効果が不十分であればもう 1 錠追加内服。

  発作の予防：ベラパミル 40 mg 3 錠 分 3、効果が不十分であれば 6 錠 分 3 に増量。

- **副作用**：徐脈、心不全増悪、血圧低下

- **注意**：心拍数低下作用、心機能抑制作用ともに強く、効果が数時間遷延するため注意が必要。

具体的な投与方法　ジルチアゼム

- **用法・用量**

  発作の停止目的の静注：10 mg を 5％ブドウ糖もしくは生理食塩水で希釈して約 5 分で投与（10 mg アンプルを使用する場合は 1 アンプル），効果が不十分であればもう一度繰り返す．

  発作時の頓服（保険適用外）：30 mg 1 錠内服，効果が不十分であればもう 1 錠追加内服．

  発作の予防（保険適用外）：①ジルチアゼム R 100 mg 1 カプセル 分 1, 効果が不十分であれば 2 カプセル 分 1 に増量，もしくは，②ジルチアゼム 30 mg 3 錠 分 3，効果が不十分であれば 6 錠 分 3 に増量．

- **副作用**：徐脈，心不全増悪，血圧低下
- **注意**：ベラパミルよりは弱いものの心拍数低下作用, 心機能抑制作用があり，効果が数時間遷延するため注意が必要．

4-2▶慢性期治療（発作時の頓用処方）

　特に発作の持続時間が長く症状が強い場合は，頓用の内服薬を処方しておくのもよいでしょう．この目的での処方では，ほとんどの場合ベラパミルが使用されますが，ジルチアゼムやメトプロロール（セロケン®）などの β 遮断薬も選択肢になりえます．いずれも 1 錠のみの内服での頻拍停止率は低く，増量したり他剤と組み合わせたりすることで停止率は上がりますが，徐脈や血圧低下などの副作用による失神リスクも上がることに注意が必要です．

具体的な投与方法　メトプロロール

- **用法・用量**

  発作時の頓服：20 mg 1 錠内服，効果が不十分であればもう 1 錠追加内服．

  発作の予防：①セロケン® L 120 mg 1 錠 分 1（保険適用外），②メトプロロール 20 mg 3 錠 分 3，効果が不十分であれば 6 錠 分 3 に増量．

- **副作用**：徐脈，心不全増悪，血圧低下，喘息発作
- **注意**：心拍数低下作用, 心機能抑制作用があり，効果が数時間遷延するため注意が必要．β_1 選択性の β 遮断薬であり，喘息発作の誘発は稀であるが注意は必要．

4-3 ▶ 慢性期治療（再発予防）

　繰り返しになりますが，再発の予防として最も安全性・有効性が高く，唯一の根治的治療はカテーテルアブレーションです．薬物治療は発作が頻回で症状が強い症例でアブレーションを希望されない場合，施行困難な場合，施行するまでの管理に使用します．**再発予防目的の処方では，その簡便さからビソプロロール（メインテート®）などのβ遮断薬が最も使用されますが，非ジヒドロピリジン系 Ca 拮抗薬も有効です．**

　I 群やⅢ群の抗不整脈薬にも PSVT の再発予防効果はありますが，催不整脈作用の懸念があり，ほとんど使用されません．

具体的な投与方法　ビソプロロール

- **用法・用量**
  発作の予防（保険適用外）：2.5 mg 1 錠 分 1，効果が不十分であれば 5 mg 1 錠 分 1 に増量．
- **副作用**：徐脈，心不全増悪，血圧低下，喘息発作
- **注意**：心拍数低下作用，心機能抑制作用があり，効果が数時間遷延するため注意が必要．β_1 選択性の β 遮断薬であり，喘息発作の誘発は稀であるが注意は必要．

まとめ

　PSVT は房室回帰性頻拍（AVRT）であっても房室結節リエントリー性頻拍（AVNRT）であっても，房室結節をリエントリー回路に含んでいますので，房室結節の伝導を抑制する薬剤にも発作の停止や予防効果があります．房室結節細胞の興奮は Ca^{2+} 電流に依存していますので，**PSVT の薬物治療には Ca^{2+} 電流の抑制が有効です．**　よって狙うチャネルは Ca^{2+} 電流に直接的に影響する Ca^{2+} チャネル，および間接的に影響する β 受容体とアデノシン受容体です．

　Ca^{2+} 電流の抑制は徐脈や心機能抑制（陰性変力作用）につながるため，Ca^{2+} 電流を抑制する薬剤の投与時にはこれらの副作用に注意しましょう．

　これらの薬剤は I 群薬やⅢ群薬のような催不整脈作用が少ないメリットがありますが，再発予防を目的とした場合，唯一の根治的治療であるカテーテルアブレーションの有効性・安全性が高いため，薬物治療は補助的に使用しましょう．

- ✓ 急性期の血行動態の不安定な患者さんの発作の停止にはカルディオバージョンやATPの静注を考慮します.
- ✓ 急性期の血行動態が安定している患者さんの発作の停止には迷走神経刺激法やATPおよび非ジヒドロピリジン系Ca拮抗薬（ベラパミルやジルチアゼム）の静注を考慮します.
- ✓ 慢性期の頻拍持続時の頓服薬は，非ジヒドロピリジン系Ca拮抗薬であるベラパミルを主に使用します.
- ✓ 慢性期の再発予防にはカテーテルアブレーションが推奨されますが，薬物治療が選択される場合はβ遮断薬や非ジヒドロピリジン系Ca拮抗薬を主に使用します.

■ Reference

1) Appelboam A, Reuben A, Mann C, et al. Postural modification to the standard Valsalva manoeuvre for emergency treatment of supraventricular tachycardias（REVERT）: a randomised controlled trial. Lancet. 2015; 386: 1747-53. PMID: 26314489

2) Delaney B, Loy J, Kelly AM. The relative efficacy of adenosine versus verapamil for the treatment of stable paroxysmal supraventricular tachycardia in adults: a meta-analysis. Eur J Emerg Med. 2011; 18: 148-52. PMID: 20926952

3) Jackman WM, Beckman KJ, McClelland JH, et al. Treatment of supraventricular tachycardia due to atrioventricular nodal reentry by radiofrequency catheter ablation of slow-pathway conduction. N Engl J Med. 1992; 327: 313-8. PMID: 1620170

〈水上　暁〉

1 心房性不整脈

3. WPW 症候群

- ☑ 狙うチャネル：Na$^+$ チャネル
- ☑ 注意するチャネル：Ca^{2+} チャネル

1. 心電図の特徴

　WPW（Wolff-Parkinson-White）症候群は，早期興奮症候群ともいいます．通常，心房興奮を表す P 波から，房室伝導を示す PR（PQ）時間 0.12〜0.2 秒をもって心室興奮の QRS 波が開始します．早期興奮症候群とよばれる WPW 症候群は，心房と心室をつなぐ副伝導路（ケント束など）を介して，PR 時間が短縮，心室が早期興奮する心電図を指します．この早期心室興奮はデルタ波とよばれる特徴的な波形が観察されます．図1 に典型的な WPW 症候群の心電図を示します[1]．

　ただ，このデルタ波があっただけでは特に何も起こりません．この副伝導路

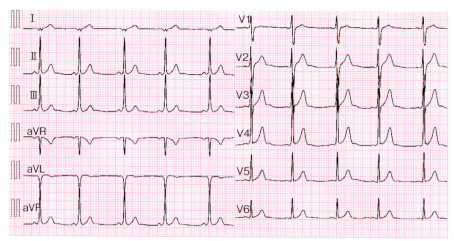

図1 WPW症候群の典型的心電図（永嶋孝一, 他. EP大学 3ステップで考える心電図[1] より）

があることで，頻拍発作を起こすことがあります．

　1つ目は，房室結節を順行性伝導（心房→心室），ケント束・副伝導路を逆行性伝導（心室→心房）と旋回する，順方向性房室回帰頻拍（orthodromic atrio-ventricular reciprocating tachycardia：orthodromic AVRT や ORT などとよびます）をきたします 図2 ．順行伝導路は通常の刺激伝導系を下降するため（図2 下矢印），QRS 波は洞調律時の正常な QRS 波に近い，幅の狭い narrow QRS を呈します．頻拍は同一部位を旋回するため，RR 間隔も一定になります．つまり，narrow QRS で regular な頻拍になります（ 図2 右）．

　2つ目は，1つ目の逆で，房室結節を逆行性伝導（心室→心房），ケント束・副伝導路を順行性伝導（心房→心室）と旋回する，逆方向性房室回帰頻拍（antidromic AVRT：ART）をきたします 図3 ．これは ORT と異なり，副伝導路を順行するため，刺激伝導系を順行伝導するわけではなく，QRS 幅が広い wide QRS 頻拍を呈します 図3 ．頻拍回路は ORT 同様に同一部位を旋回するため，RR 間隔は一定になります．つまり，wide QRS で regular な頻拍になります（ 図3 右）．

　3つ目は，WPW 症候群の方が心房細動（atrial fibrillation：AF）を併発した場合に認められる，偽性心室頻拍（pseudo-ventricular tachycardia：pseudo-VT： 図4 ）があります．ちなみに pseudo-VT は和製英語で，英語では pre-excited AF という表現をされますので，注意が必要です．心房細動興奮は1分間に 400〜600 回 / 分の心房興奮を認めます．通常では房室結節伝導はそれほど良くないため，その興奮はある程度間引かれて心室へと伝わるわけです

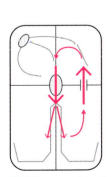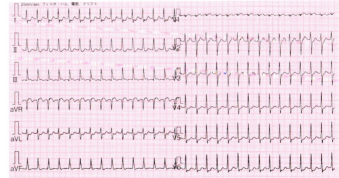

図2 WPW症候群が関連する頻拍発作　ORT
ORT：orthodromic atrioventricular reciprocating tachycardia（順方向性房室回帰頻拍）

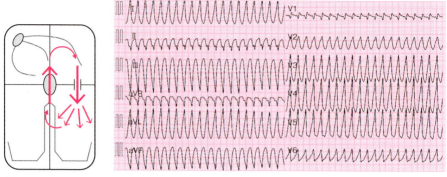

図3 WPW症候群が関連する頻拍発作　ART
ART: antidromic atrioventricular reciprocating tachycardia（逆方向性房室回帰頻拍）

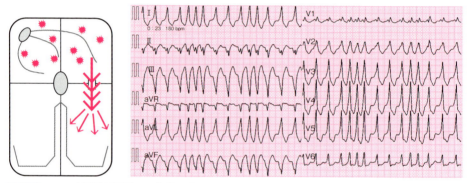

図4 WPW症候群が関連する頻拍発作　pseudo-VT
pseudo-VT: pseudo-ventricular tachycardia（偽性心室頻拍）

が，心房筋由来の性質を持つケント束では，その興奮頻度を間引くことなく心室へと伝導してしまう可能性があります．この場合，副伝導路を通った（正常刺激伝導系ではない）興奮ですので，QRS波は幅広くなり，wide QRS頻拍，すなわち心室頻拍様に見えることから，偽性心室頻拍，という名前がつけられています．しかしながらその本体は心房細動であり，よく見るとRR間隔が不正になっていることがわかります．つまり，wide QRSでirregularな頻拍になります（図4右）．偽性心室頻拍では心拍数が300回/分を超えることもあり，血行動態の破綻，場合によってはそのまま死に至ることがあります．WPW症候群患者の突然死の原因となります．

2. 原因・病因

　WPW症候群の原因である副伝導路は，先天的に存在すると考えられています．そのため，小児期から健康診断の心電図で指摘されることも多いです．その発生頻度は珍しくなく，0.1〜0.3%と報告されています．

　一方で，間欠的に副伝導路が出現する，間欠性WPW症候群もあり，発見されないで経過される方もいます 図5 ．さらに， 図6A に示すように，順行伝導はせず，逆行伝導のみを有する潜在性WPW症候群という方もいます．このような症例では，安静時心電図ではデルタ波を認めないためWPW症候群とは診断できませんが，ORTは起こしうるため，narrow QRSのregularな頻拍発

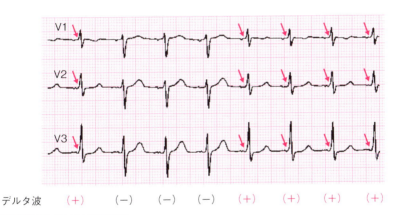

デルタ波　（＋）　（−）　（−）　（−）　（＋）　（＋）　（＋）　（＋）

図5　間欠性WPW症候群

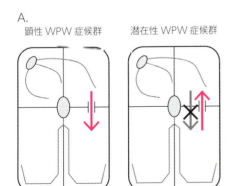

B. まとめ

伝導特性	順行逆行 ともあり	順行のみ	逆行のみ
診断名	顕性 WPW	顕性 WPW	潜在性 WPW
ORT	○	×	○
ART	○	○	×
Pseudo-VT	○	○	×

図6　副伝導路の特性の違い

作を起こします．それぞれの特性と，起こしうる頻拍を 図6B に示します．電気生理検査・カテーテルアブレーションを実施する際に発見されるため，本稿では詳細は割愛します．

頻拍発作の原因については，心房期外収縮，心室期外収縮を契機に ORT/ART が誘発されます．期外収縮による，房室結節の伝導遅延を契機に頻拍が誘発されます．心房期外収縮や心室期外収縮の発症原因については本書の各該当項を参照ください．偽性心室頻拍については，心房細動がその原因ですので，心房細動の項を参照ください．

3. 薬物治療の適応と実際

WPW 症候群の診断で心電図上デルタ波があるだけでは，特に治療の適応にならないことがあります．WPW 症候群自体はカテーテルアブレーションによって根治ができる疾患であり，薬物療法はむしろカテーテルアブレーションを望まない患者，アブレーションまでの間に起きてしまった発作の停止や，今後の発作再発予防で実施されることが多いことを知っておきましょう．参考までに，カテーテルアブレーションの適応について 表1 に日本循環器学会 / 日本不整脈心電学会のガイドライン[2]の抜粋を示しますのでご参照ください．カテーテルアブレーションの推奨度が高いことがうかがえるでしょう．

薬物療法については，頻拍によって治療法が異なるため，分けて解説します．房室結節に作用するのか，副伝導路に作用するのかを意識して薬剤選択することが重要です．

3-1▶房室回帰頻拍 ORT/ART

頻拍発作中は，ORT も ART も房室結節とケント束の 2 本の伝導路を回路に含むため，どちらを遮断しても頻拍は停止します．つまり，房室伝導を抑制する非ジヒドロピリジン系 Ca^{2+} チャネル遮断薬（Ca 拮抗薬）や β 遮断薬，静止膜電位を低下させるアデノシン三リン酸（ATP）により，Ca^{2+} チャネルの興奮が抑制され頻拍停止に効果を示します．一方で，副伝導路は心房筋由来の組織であり，脱分極には Na^+ チャネルが関与するため Na^+ チャネル遮断薬で伝導途絶をもたらすことができます．

日本循環器学会 / 日本不整脈心電学会のガイドライン[3]では，narrow QRS 頻拍（WPW 症候群の場合は ORT が該当）の停止目的には ATP 投与を Class I で推奨しています．ATP は WPW 症候群に伴う ORT/ART だけではなく，房

表1 WPW 症候群および他の心室早期興奮症候群に対するカテーテルアブレーションの推奨とエビデンスレベル

	推奨クラス	エビデンスレベル	Minds推奨グレード	Mindsエビデンス分類
有症候性の副伝導路に関連する頻拍発作がある場合	I	B	A	III
めまいや失神などの重篤な症状をともなう頻脈性心房細動や，他の心房性頻脈性不整脈がある場合	I	B	A	III
副伝導路に関連する頻拍発作はないが，発作により人命に関わる重大な事故につながる可能性がある職業の場合	IIa	B	B	III
副伝導路に関連する頻拍発作はないが，高リスク群の症例	IIa	B	B	III
副伝導路に関連する頻拍発作はないが，患者が希望した場合	IIb	C	C1	VI

〔日本循環器学会/日本不整脈心電学会. 不整脈非薬物治療ガイドライン（2018年改訂版）. https://www.j-circ.or.jp/cms/wp-content/uploads/2018/07/JCS2018_kurita_nogami.pdf. 2024 年 6 月閲覧〕

室結節を回路に含む，発作性上室頻拍の停止目的で使用されます **表2** . ベラパミル（ワソラン®）やジルチアゼム（ヘルベッサー®）などの非ジヒドロピリジン系 Ca^{2+} チャネル遮断薬も，房室結節の伝導抑制をもたらしますので，Class IIa で推奨されています．

具体的な投与方法

- **ATP（アデノシン三リン酸）**

  5〜20 mg を急速静注，さらに生理食塩水等で後押し．

  注意：ATP は半減期が 10 秒程度であり，緩徐投与をすると効果が発揮されない．気管支喘息例では禁忌．

- **ベラパミル**

  0.1 mg/kg を 5 〜 10 分かけて緩徐に投与．

  ベラパミル 5 mg（1A）を生理食塩水 20 〜 50 mL に溶いて静注する場合が多い．

  注意：ベラパミルは血圧低下作用があるため投与速度と投与量に注意．

表2 narrow QRS を示す発作性上室頻拍停止の推奨とエビデンスレベル[*1]

	推奨クラス	エビデンスレベル	Minds推奨グレード	Mindsエビデンス分類
迷走神経刺激手技	I	B	B	II
ATP の急速静注投与[*2]	I	A	A	I
血行動態が不安定，もしくは薬物治療に抵抗性を示す患者に対するカルディオバージョン	I	C	B	IVa
ベラパミルまたはジルチアゼムの静脈内投与[*3, *4]	IIa	A	B	I
上記薬剤が無効または使用できない患者に対するプロカインアミド，ジソピラミド[*4]，シベンゾリン[*4]，アプリンジン，ピルシカイニド[*4]，フレカイニド[*4]，アミオダロン[*2] の静脈内投与	IIb	C	C1	V
発作頻度が少ない患者に対する発作停止に有効であった抗不整脈薬の発作時頓服	IIb	C	C1	IVb

[*1]: wide QRS を示す発作性上室頻拍のうち，逆方向性房室回帰頻拍による場合は，ATP，ベラパミル，ジルチアゼム，β遮断薬は避け，プロカインアミド，フレカイニドなどのI群抗不整脈薬の投与を行う（推奨クラスIIa，エビデンスレベル C，Minds 推奨グレードC1，Mindsエビデンス分類V）

[*2]: 保険適用外

[*3]: 洞調律時に顕性 WPW 症候群を認める場合は推奨クラス IIb

[*4]: 心不全が疑われる場合は投与を避ける

〔日本循環器学会 / 日本不整脈心電学会．2020 年改訂版 不整脈薬物治療ガイドライン．https://www.j-circ.or.jp/cms/wp-content/uploads/2020/01/JCS2020_Ono.pdf．2024 年 6 月閲覧〕

　　上記が無効の場合や，使用ができない場合に，プロカインアミド（アミサリン®），ジソピラミド（リスモダン®），シベンゾリン（シベノール®），アプリンジン（アスペノン®），ピルシカイニド（サンリズム®），フレカイニド（タンボコール®）などの Na^+ チャネル遮断薬（I群抗不整脈薬），またはIII群抗不整脈薬のアミオダロン（アンカロン®）の投与を Class IIb で推奨しています．いずれの薬剤も，ベラパミルのように，生理食塩水や注射用水で薄めて，緩徐投与します．

> **具体的な投与方法**
> - **フレカイニド**
>   1~2 mg/kg を 5 〜 10 分かけて緩徐に投与.
> - **ピルシカイニド**
>   1 mg/kg を 5 〜 10 分かけて緩徐に投与.
>   など

ART の場合は wide QRS 頻拍であり, 心室頻拍などとの鑑別が必要になります. ATP は半減期がとても短いので, 鑑別目的での投与も検討されますが, ベラパミルやジルチアゼムは, 血圧低下作用があり, 血行動態を悪化させる懸念があり注意が必要です.

> **WPW 症候群**
> ☑ **狙うチャネル**
> Ca^{2+} チャネル, β遮断薬, ATP → AV 伝導の抑制
> Na^+ チャネル→副伝導路の抑制
> ☑ **注意するチャネル**
> Ca^{2+} チャネル→血圧低下

3-2 ▶ 偽性心室頻拍 pseudo-VT

偽性心室頻拍というと, びっくりしてしまいますが, その正体は心房細動で, 心房筋の頻回異常興奮が副伝導路を中心に心室に伝導している, ということをしっかり理解して薬剤選択を考えます. ここで注意点は, 房室結節を抑制すると, 副伝導経由の伝導がより強くなってしまい, 正常伝導によって得られる正常に近い心室収縮が得られなくなり, より危険になる, ということです. 具体的には, Ca^{2+} チャネル遮断薬, ジギタリス, ATP が副伝導路を抑制せず, 房室結節だけを抑制する薬剤ですので, これらは使ってはいけない禁忌薬剤となります.

では, 何を使うか, を考えてみましょう. 副伝導路は心房筋由来の組織ですので, 心房筋の興奮を抑える薬剤が適応になります. Na^+ チャネル遮断薬, 具体的には Ia 群, Ic 群が適応になります. 都合の良いことに, これらの薬剤は, 心房細動停止効果もありますので効率よく頻拍の抑制が期待できます.

具体的な投与方法

- **ピルシカイニド**

  1 mg/kg を 5 ～ 10 分かけて緩徐に投与.

  注意：Pure Na^+ チャネル遮断薬で，心室筋にも同様に作用し伝導遅延を起こすため QRS 幅の延長を認めることがある.

- **シベンゾリン**

  1~1.5 mg/kg を 5 ～ 10 分かけて緩徐に投与.

  注意：ピルシカイニドに比してマルチチャネル遮断である. K^+ チャネル遮断も有するので QT 延長にも注意.

偽性心室頻拍

☑ **狙うチャネル**

Na^+ チャネル（Ia, Ic）

→心房筋の興奮を抑える

☑ **注意するチャネル**

Ca^{2+} チャネル，ジギタリス，ATP

→房室結節のみを抑制するために，偽性心室頻拍の増悪の可能性

3-3▶発作予防

　WPW 症候群の患者さんが，今後上記の発作を起こさないように予防を考える場合どうすべきでしょうか？　ここは注意が必要です. ORT/ART の場合は，房室結節伝導を抑制する Ca^{2+} チャネル遮断薬やジギタリスなどは，ORT/ART の停止効果はあるかもしれませんが，予防投与は注意が必要です. 房室結節の伝導のみを抑制する薬剤を使用すると，副伝導路経由の伝導がより強くなります. 心電図ではより幅の広い QRS になることが予想されます. 正常伝導ではない経路で心室が興奮するため，心機能・心収縮力にも影響してしまうかもしれません. さらに，もし予期せず心房細動が起こってしまった場合，上記に記載した偽性心室頻拍の増悪につながってしまいます. ですので，発作予防として使用するのであれば心房筋の伝導抑制効果を持つ，Ia 群 /Ic 群の Na^+ チャネル遮断薬を使用しましょう 表3 .

表3 発作性上室頻拍の予防の推奨とエビデンスレベル

	推奨クラス	エビデンスレベル	Minds推奨グレード	Mindsエビデンス分類
高周波カテーテルアブレーション	I	B	A	II
顕性（間欠性含む）WPW 症候群以外の患者に対するベラパミル*1，ジルチアゼム*1，β遮断薬内服	I	A	A	I
クラス I の治療が無効または行えない患者（顕性 WPW 症候群など）に対するフレカイニド*1,*2，プロパフェノン*1内服	IIa	B	B	II
クラス I の治療が無効または行えない患者（顕性 WPW 症候群など）に対するプロカインアミド，ジソピラミド*1，シベンゾリン*1，アプリンジン，ピルシカイニド*1内服	IIa	C	C1	V
上記の治療が無効または行えない患者に対するソタロール*3内服	IIb	B	C1	II
上記の治療が無効または行えない患者に対するアミオダロン*3内服	IIb	C	C1	IVa
顕性WPW症候群以外の患者に対するジゴキシン投与	IIb	B	C1	II

*1: 中等度以上の心機能例を除く，　*2: 成人は保険適用外，　*3: 保険適用外
〔日本循環器学会 / 日本不整脈心電学会．2020 年改訂版 不整脈薬物治療ガイドライン．
https://www.j-circ.or.jp/cms/wp-content/uploads/2020/01/JCS2020_Ono.pdf．2024 年 6 月閲覧〕

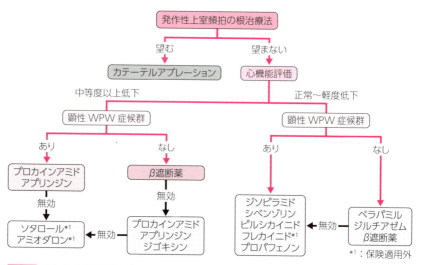

図7 発作性上室頻拍予防のフローチャート
〔日本循環器学会 / 日本不整脈心電学会，2020 年改訂版 不整脈薬物治療ガイドライン．https://www.j-circ.or.jp/cms/wp-content/uploads/2020/01/JCS2020_Ono.pdf．2024 年 6 月閲覧〕

> **具体的な投与方法**
>
> - ピルシカイニド
>
>   75 〜 150 mg 分 3 内服
>
>   注意：腎排泄率が高い薬剤であり，腎機能低下例，高齢者には少量から開始．
>
> - フレカイニド
>
>   100 〜 200 mg 分 2 内服
>
>   注意：K^+ チャネル遮断作用もあるため，過量では QT 延長に注意．

　薬物療法，非薬物療法の全体を通した，WPW 症候群と発作性上室頻拍の予防フローチャートを 図7 に示します．

まとめ

　WPW 症候群は，非発作時，ORT/ART 時，偽性心室頻拍時で投与薬剤が異なる点が最大の注意点になります．投与禁忌の薬剤も存在することが最大のポイントで，各病態と薬剤の標的部位をしっかり理解し，薬剤選択することがとても重要です．

■ Reference

1）永嶋孝一，新井　陸，深谷英平，他．EP 大学　3 ステップで学ぶ心電図．Kindle 出版；2023.

2）日本循環器学会 / 日本不整脈心電学会．不整脈非薬物治療ガイドライン（2018 年改訂版）．https://www.j-circ.or.jp/cms/wp-content/uploads/2018/07/JCS2018_kurita_nogami.pdf. 2024 年 6 月閲覧

3）日本循環器学会 / 日本不整脈心電学会．2020 年改訂版 不整脈薬物治療ガイドライン．https://www.j-circ.or.jp/cms/wp-content/uploads/2020/01/JCS2020_Ono.pdf. 2024 年 6 月閲覧

〈深谷英平〉

1 心房性不整脈

4. 心房粗動（心房頻拍）

　本稿では心房粗動および心房頻拍に対する抗不整脈薬治療に関して説明しますが，まずは心房と心室の伝導比によって大きく2つに分類して解説していきます **図1**．心房の興奮している回数（心房拍数）によって不整脈の機序が違うことが多く，抗不整脈薬の使用をするうえで理解しやすくなると筆者は考えています．

房室伝導が1対1
（心房拍数：120〜180拍 / 分）

房室伝導が2対1以下
（心房拍数：200拍 / 分以上）
　通常型心房粗動
　心房細動アブレーション後心房頻拍
　　　　　　　　　　　　　　など

図1 **心房頻拍の分類**
心房頻拍・粗動に対する抗不整脈薬による薬物療法を考えるうえでの分類．通常型心房粗動のように心房拍数が速い頻拍は後者に分類します．

　本稿では**房室伝導が1対1となる心房頻拍**（心房拍数は多くの場合120〜180拍 / 分），そして多くの場合**房室伝導が2対1以下となる心房頻拍**（心房拍数は200拍 / 分以上）に分けます．鋸歯状波で知られる通常型心房粗動はこの2つ目に分類されます．

心房頻拍
☑ 狙うチャネル：β受容体，Ca^{2+}チャネル，Na^+チャネル，K^+チャネル
☑ 注意するチャネル：Na^+チャネル

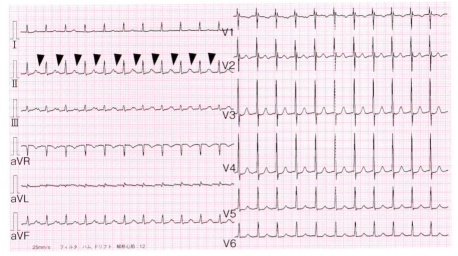

図2 long RP′頻拍の12誘導心電図

ATP感受性心房頻拍の12誘導心電図．後述の図6のようにATP 4 mgにて停止する．T波に重なるP波（黒三角）を認め，long RP′頻拍と考えられます．

1. 心電図の特徴

1-1 ▶ 房室伝導が1対1の心房頻拍

　　　心房は興奮が起源となる部位から広がるように伝播し，その興奮の起源は，心房波（P波）の形から推定できます．12誘導心電図のP波形によって起源部位予測も可能といわれています．P波に心室波（QRS波）がすぐに追従し，long RP′頻拍になる場合と房室結節伝導で時間がかかることでP′からQRSまでの時間が長くshort RP′になることもあります　図2　．

1-2 ▶ 房室伝導が2対1以下の心房頻拍

　　　この分類の代表が通常型心房粗動です．通常型心房粗動は三尖弁輪を半時計回転に興奮伝播する頻拍で常に心房のどこかが興奮しているため心房波がフラットになることがありません．12誘導心電図の下壁誘導（II，III，aVF）において鋸歯状波が認められます．胸部誘導ではV1で陽性，V5-6で陰性になります　図3　．

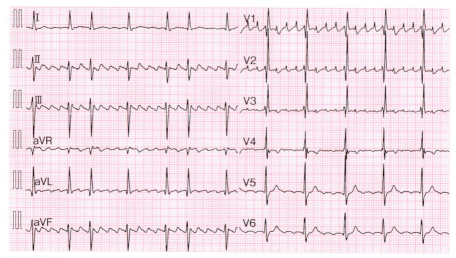

図3　通常型心房粗動

通常型心房粗動の 12 誘導心電図．下壁誘導（Ⅱ，Ⅲ，aVF）において鋸歯状波が，胸部誘導では V1 で陽性，V5-6 で陰性を認めます．

　それ以外の心房頻拍では心房波がフラットになるものもあり，房室伝導が 2 対 1 伝導した場合に QRS 波や T 波に隠れた P 波を見逃すことがありますので注意しましょう．P 波の確認のコツとしては，P 波を見つけやすい誘導で評価すること，そしてできれば記録時間を長くして房室伝導比が 3 対 1 以下になっている部分を探すと確認しやすいです 図4 ．

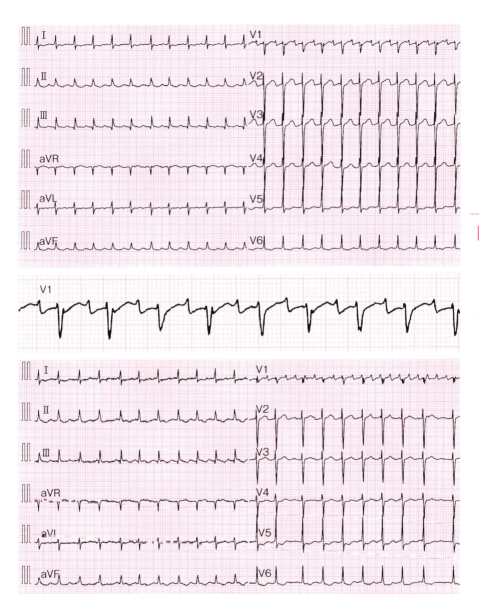

図4 2対1心房頻拍 見逃しやすい12誘導心電図

心房細動カテーテルアブレーション後の心房頻拍．上段：一見するとP波がQRSの間に一つあり，1対1房室伝導の心房頻拍様に見えます．中段：上段の12誘導心電図のV1のみ拡大表示．QRS波形が一定でなく，P波との融合度合いが少しずつ違うことが予想されます．下段：β遮断薬を使用して脈拍管理された状況下での12誘導心電図．房室伝導比が低下したことでP波が見えやすくなっています．

2. 原因・病因

2-1▶房室伝導が 1 対 1 の心房頻拍

　異常自動能，撃発活動（トリガードアクティビティ），リエントリーなど様々なメカニズムがいわれています．その原因としては上室期外収縮の項で記載されているように，ストレスやアルコールのような自律神経に対する修飾や心房負荷となるような器質的な疾患によるものも考えられますが，後述の房室伝導が 2 対 1 以下の心房頻拍に比べて器質的心疾患を合併する頻度は少なく，明らかな原因がないような症例でも経験されます．

　この分類の中に房室結節様組織（Ca^{2+}電流依存性）を含む心房頻拍が報告されており[1]，房室結節近傍や三尖弁輪・僧帽弁輪などを起源とすることとが多く，その機序がリエントリーであることは日本人の先生によって証明されています[2]．

2-2▶房室伝導が 2 対 1 以下の心房頻拍

　多くの場合，頻拍のメカニズムはリエントリーであると考えられ，心房筋の障害によって心筋伝導速度が低下したり，旋回路ができたりすることで同部が関連した頻拍が起きると考えられます．

　心筋伝導速度が低下する原因としては，下記がいわれています．

① 抗不整脈薬：心房細動に対する抗不整脈薬の使用で後述のコラム（Ic Flutter）のように通常型心房粗動に移行することがあります．

② 器質的心疾患：心房負荷に伴い心房筋の障害が起きます．

③ カテーテルアブレーションや開心術後：心房細動カテーテルアブレーション時の焼灼や切開に伴い，伝導遅延や旋回路ができることで心房頻拍が出現します．

④ その他：年齢やアルコールなども心房筋の障害に関連するといわれます．

　現在心房細動に対するカテーテルアブレーションの件数は大きく増加しており，それに伴って心房細動アブレーション後心房頻拍の症例も増加してきています．前述のように，2 対 1 房室伝導の場合 P 波が QRS 波や T 波に融合して気づきにくい症例もありますので病歴が不整脈に気づくヒントになることもあります．

　少し専門的な内容となりますが，不十分な焼灼によって肺静脈隔離焼灼部に

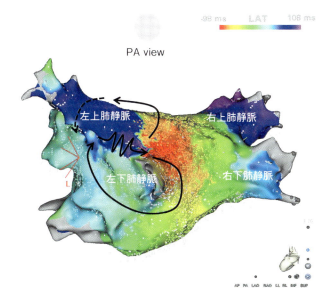

図5 肺静脈隔離後ギャップ関連心房頻拍

心房細動カテーテルアブレーション後心房頻拍をマッピングした3次元マッピングシステムの画像．左心房を後方から見ています．電気興奮伝播は赤→黄→緑→青→紫の順に表現されます．左上肺静脈（青・紫）から左心房後壁（赤）に伝導した興奮は左房側壁に回り込む伝導（黄・緑）と天蓋部に回り込む伝導（黄・緑）となり再度左上肺静脈に伝導しています．このような回路が安定することで心房頻拍は維持されています．

ギャップが生じることで回路が生じた症例の頻拍回路の画像をお示しします**図5**．左肺静脈から左心房後壁に興奮伝播，側壁・天蓋部方向に旋回したのちに左心耳側から肺静脈に再度伝播する回路が形成されています．Na^+チャネル遮断薬やK^+チャネル遮断薬での不整脈停止を目標にする場合はこれらの回路上（多くの場合相対的に伝導が遅くなっているギャップ部位）で，伝導速度を遅くしたり不応期を延長させたりすることで回路が維持できなくなることを目標としているイメージになれば幸いです．

3. 薬物治療の適応

心房頻拍（心房粗動）に対する治療としては，電気的除細動・カテーテルアブレーション・抗不整脈による薬物治療（停止，再発予防，脈拍管理）があり

表1　停止・再発予防

	急性期治療 (頻拍停止目的)	再発予防
房室伝導が1対1の 心房頻拍	β遮断薬 Ca拮抗薬 ATP Na^+チャネル遮断薬	β遮断薬 Ca拮抗薬 Na^+チャネル遮断薬 (K^+チャネル遮断薬)
房室伝導が2対1以下の 心房頻拍	Na^+チャネル遮断薬 K^+チャネル遮断薬	Na^+チャネル遮断薬 K^+チャネル遮断薬

心房頻拍・粗動に対する抗不整脈薬による薬物療法．心房拍数が遅い頻拍にはβ遮断薬やATPにて脈拍管理だけでなく停止可能な頻拍があります．

ます．血行動態が不安定な場合は緊急的なR波同期電気的除細動が推奨されます（Class I：日本循環器学会/日本不整脈心電学会合同ガイドライン2020年改訂版不整脈薬物治療ガイドライン）[3]．

　薬物療法の適応となるのは，停止を目的とした急性期治療，脈拍管理を目的とした急性期〜維持期治療，そして再発予防としては発作頻度が少なく患者希望でカテーテルアブレーションを希望しない場合やアブレーション不成功例などが考えられます．Na^+チャネル遮断薬やK^+チャネル遮断薬による抗不整脈薬治療においては催不整脈作用も懸念されるため，自覚症状がないもしくは少ない症例における積極的な使用を推奨する根拠は現時点では乏しいと思われます．

4. 薬物治療の実際　表1

4-1▶房室伝導が1対1の心房頻拍

　房室結節様組織（Ca^{2+}電流依存性）を含む心房頻拍に対しては，少量（2〜5 mg）のアデノシン三リン酸（ATP）やCa拮抗薬であるベラパミル（2.5〜5 mg）静注にて停止可能であることが知られています．房室伝導が1対1の発作性上室性頻拍の鑑別において，房室結節リエントリー性頻拍や副伝導路を介する房室回帰性頻拍では房室ブロックを起こすATP投与（10〜20 mg）にて頻拍が停止するのに対して，本頻拍では**房室ブロックを起こすことなく停止可能**なことが知られており診断にもつながるため少量からの使用を行います．当院では1A 20 mgの薬剤を合計20 mLに希釈して1 mg/mLにしたうえで2, 4, 6, 8, 10 mgと投与し停止するか判断することが多いです　図6．

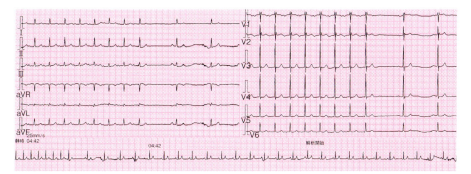

図6 ATPで停止

ATP 4 mg 静注にて停止した心房頻拍．先出の図2：long RP′頻拍の12誘導心電図と同症例．ATP投与にて前述の図に比較して頻拍が徐拍化したのちに房室ブロックを伴わずに停止している．ATP感受性心房頻拍と診断され，最終的にはカテーテルアブレーションを行い三尖弁輪心房頻拍と診断されています．

その他の機序として，異常自動能やトリガードアクティビティが関与する頻拍もあるため β 遮断薬も頻拍停止および再発抑制に使用されます．

Na^+ チャネル遮断薬に関しては，血行動態が安定しており基礎心疾患がない心房頻拍の停止に使用される（Class IIa）一方で，心機能低下や血行動態が不安定な場合の使用は推奨されない（Class III）ので注意が必要です．K^+ チャネル遮断薬に関しては，アミオダロンが低心機能の心不全症例などに限定的に用いられることはあるものの，多数例での報告はなく，現時点では保険適用もないため筆者は基本的には使用していません．

具体的な投与方法

- 頻拍停止目的
  ATP 少量（2～5 mg）静脈投与
- 頻拍再発予防目的
  ベラパミル（ワソラン®）錠 40 mg 頓用もしくは 3 錠 分3（発作頻度によって調整）

4-2 ▶ 房室伝導が2対1以下の心房頻拍

心房拍数が多いことから房室伝導が良好な場合は心拍数も上昇するため，ま

ずは脈拍管理が必要となります．房室結節を介する房室伝導比を抑制する目的で，Ca 拮抗薬であるベラパミルや β 遮断薬であるビソプロロールなどを使用します．心拍数管理の目標は心房細動に準じて，110 拍 / 分未満にすることが多いです．

　頻拍を停止させる場合には，心房筋における伝導を抑制する目的で Na$^+$ チャネル遮断薬（プロカインアミドやフレカイニドなど），心房筋の不応期を延長させる目的で K$^+$ チャネル遮断薬〔ベプリジルやアミオダロン（保険適用外）〕が使用されます．前述の原因・病因で記載したように，この分類の心房頻拍においては心房筋の障害が頻拍発生のメカニズムになっていることが多いです．そのため，患者背景に心不全危険因子を有している場合もあり，特に Na$^+$ チャネル遮断薬においては心機能抑制作用（陰性変力作用）があることを鑑み，使用することが可能なのか，またその用量が過剰ではないのか，など熟慮する必要があると思います．下記に処方例を提示しますが，頻拍中の心抑制を懸念して，頻拍停止は電気的除細動で行って，再発予防を抗不整脈薬で行うなどのハイブリッドを選択肢にすることもよくあります．

具体的な投与方法

- **脈拍管理目的**
  ビソプロロール（メインテート®）錠 1.25 〜 5 mg 分 1
- **頻拍停止・再発予防目的**
  ベプリジル（ベプリコール®）錠 50 mg 2 錠 分 2，もしくは
  フレカイニド（タンボコール®）錠 50 mg 2 錠 分 2

　心房頻拍（心房粗動）の停止を目的として Na$^+$ チャネル遮断薬を使用するうえで，陰性変力作用以外にも注意が必要なことがあります．それは **1 対 1 心房粗動**といわれる不整脈の出現です．Na$^+$ チャネル遮断薬によって心房拍数が低下することで，房室結節を 1 対 1 で伝導できるようになり，心房心室が高頻度で興奮するため急激な脈拍上昇と血行動態の破綻が起きてしまいます．比較的若い症例で，Na$^+$ チャネル遮断薬を使用する場合に起きやすいと報告されており [4]，β 遮断薬や Ca 拮抗薬を併用することが望ましいです　**図7**．

　頻拍のメカニズムとしてリエントリーが想定されるため，その回路を遮断するカテーテルアブレーション治療が根本的治療になりえます．アブレーション治療不成功例などでは抗不整脈薬での治療を必要とする症例もあるものの，①

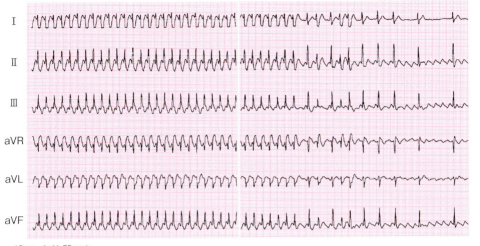

図7 1対1心房粗動
1対1房室伝導を認めた通常型心房粗動．30歳代の比較的若い症例．前半では1対1伝導のため脈拍は270拍/分と速く，後に房室伝導比が低下したことで下壁誘導の鋸歯状波が明らかになっています．

カテーテルアブレーション治療に移行する，② Na^+ チャネル遮断薬や K^+ チャネル遮断薬での停止・予防は諦めて脈拍管理のみに移行する，など**抗不整脈薬薬物療法での洞調律維持だけに固執しないことも肝要**だと考えます．

まとめ

心房頻拍・心房粗動に対する抗不整脈薬治療では心房拍数によって機序の違いを想像して治療しましょう．心房拍数の遅い頻拍にはβ遮断薬やCa拮抗薬の効く病態が含まれます．心房拍数の速い頻拍には Na^+ チャネル遮断薬が使用されますが，陰性変力作用や1対1頻拍への移行に注意しましょう．

> ☑ **狙うチャネル：β受容体，Ca^{2+} チャネル，Na^+ チャネル，K^+ チャネル**
>   →病歴などから頻拍の機序を想定し，β遮断薬やCa拮抗薬を投与．脈拍管理も重要な薬物療法．心房細動アブレーション後などでは Na^+ チャネル遮断薬や K^+ チャネル遮断薬も使用する．
> ☑ **注意するチャネル：Na^+ チャネル**
>   →陰性変力作用や1対1頻拍への移行に注意．

■ Reference

1) Iesaka Y, Takahashi A, Goya M, et al. Adenosine-sensitive atrial reentrant tachycardia originating from the atrioventricular nodal transitional area. J Cardiovasc Electrophysiol. 1997; 8: 854-64. PMID: 9261711

2) Yamabe H, Okumura K, Morihisa K, et al. Demonstration of anatomical reentrant tachycardia circuit in verapamil-sensitive atrial tachycardia originating from the vicinity of the atrioventricular node. Heart Rhythm. 2012; 9: 1475-83. PMID: 22583842

3) Ono K, Iwasaki YK, Akao M, et al. JCS/JHRS 2020 Guideline on pharmacotherapy of cardiac arrhythmias. Circ J. 2022; 86: 1790-924. PMID: 35283400 （日本循環器学会 / 日本不整脈心電学会合同ガイドライン 2020 年改訂版不整脈薬物治療ガイドライン）

4) Brembilla-Perrot B, Laporte F, Sellal JM, et al. 1:1 atrial-flutter. Prevalence and clinical characteristics. Int J Cardiol. 2013; 168: 3287-90. PMID: 23623345

〈松永泰治〉

1 心房性不整脈

5. 心房細動

- ☑ **狙うチャネル：Na$^+$チャネル，K$^+$チャネル**
- ☑ **注意するチャネル：Na$^+$チャネル**

1. 心電図の特徴

　心房細動（atrial fibrillation: AF）では無秩序な高頻度心房興奮（350 ～ 700/分）が起こり，心房からの刺激が心室にランダムに伝導するため，RR 間隔は完全に不規則になります．これを絶対性不整脈といいます．

❶ P 波が消失している
❷ 基線が揺れている（f 波）
❸ QRS 間隔がばらばらである

を満たしていれば心房細動 図1A です．

　心房細動は房室結節の伝導性で心拍数が決まります．そのため，**頻脈性心房細動（心拍数≧ 100/ 分）**にも，**徐脈性心房細動（心拍数＜ 60/ 分）**にもなりえます．特に頻脈性心房細動では，RR 間隔の変動が相対的に小さく見えて，一見整に見えることがあるので，注意しましょう！ 特殊な例として，長期間持続した心房細動では心房のリモデリングが進行することにより，心房の収縮力が低下しており，f 波が見えないほど小さくなる場合もあります（Fine AF, 図1B ）．

　もし心房細動中に RR 間隔が整だった場合は完全房室ブロックを併発していることになります 図1C ．抗不整脈薬やβ遮断薬など房室伝導を抑制する薬は直ちに中止，それでも改善がなければ恒久的ペースメーカー植え込みとなるので注意してください．

5
心房細動

49

A. 心房細動

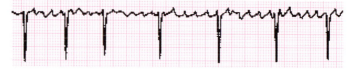

B. 進行してf波の小さくなった心房細動（Fine AF）

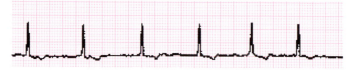

C. 心房細動＋完全房室ブロック

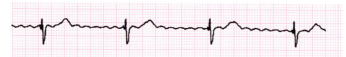

図1 心房細動 心電図の特徴

2. 原因・病因

❖ 高血圧

　血圧が高いと，心臓に余分な負担がかかり，時間とともに心房の構造や機能に変化を引き起こすことがあります．さらにレニン-アンギオテンシン系の活性化による炎症・線維化促進も心房細動のリスク因子となりえます．

❖ 他の心臓疾患

　冠動脈疾患や心臓弁膜症などの心臓疾患も心房細動のリスクを高めます．特に重度の僧帽弁膜症は左心房の拡大により電気的・構造的リモデリングを引き起こし心房細動の発生・維持を促進します．

❖ 遺伝的要素

　遺伝的要素が心房細動の発生に関連している場合があります．Framingham研究では片方の親が心房細動であるとリスクは1.85倍，両親ともに心房細動であると3.23倍に上昇するといわれています[1]．

❖ その他

甲状腺機能亢進症，加齢，過度のアルコール摂取，睡眠時無呼吸症候群などが心房細動のリスク因子となります．

3. 薬物治療の適応

　心房細動が発生すると心房の収縮が低下し，不規則な心拍や頻脈による動悸，胸部不快感などの症状が現れることがあります．その薬物治療は β 遮断薬，Ca 拮抗薬，ジギタリス製剤による心拍数調節（レートコントロール）と抗不整脈薬による洞調律維持（リズムコントロール）に大きく分けられます．治療をどう組み合わせていけばいいかに関しては以前より多くの研究が発表されています．2000 年代初頭に行われた薬物によるリズムコントロールとレートコントロールを比較した AFFIRM 試験では，生命予後がリズムコントロール群で悪くなる傾向（p = 0.08）があることがわかり，この時代は抗不整脈薬によるリズムコントロールが悪といわれていました[2]．しかし，当時の抗不整脈薬療法はかなりアグレッシブで，リズムコントロール群の有害事象の多くが抗不整脈薬の副作用によるものでした．この本の総論でも触れられていますが，**抗不整脈薬は Na^+ チャネル遮断に伴う心収縮能抑制，K^+ チャネル遮断による QT 延長，アミオダロンに特徴的な甲状腺機能異常や間質性肺炎など副作用が多く，過剰な使用は不利益となることが多くあります．**その反省から，現在では抗不整脈薬の使用は必要最小限に抑え，薬物抵抗性の心房細動には早期のカテーテルアブレーションが推奨されています．

　次に最近行われた EAST-AFNET 4 試験[3]についてお話しします．これは心房細動の患者に対する早期のリズムコントロールが患者の予後に影響するかを明らかにした画期的な研究です　この前向きランダム化比較試験では，心房細動と診断されてから 1 年以内の発作性〜持続性心房細動 + 複数の脳梗塞リスクがある患者 2,789 人を，早期にリズムコントロールをする群（抗不整脈薬治療 and/or カテーテルアブレーション 19%）とレートコントロール群に無作為割り付けし，その結果を比較しました．約 5.1 年間のフォローアップの結果，心血管死，脳卒中，心不全，急性冠症候群の悪化を複合した主要エンドポイント発生率が，早期リズムコントロール群でレートコントロール群に比較して顕著に低かったため（3.9/100 人年 対 5.0/100 人年，p = 0.005，図2），研究は予定より早く終了しました．この研究の最も重要な発見は，発症 1 年以内の比較的軽症の心房細動の患者にとって，抗不整脈薬治療を含めた早期のリズムコ

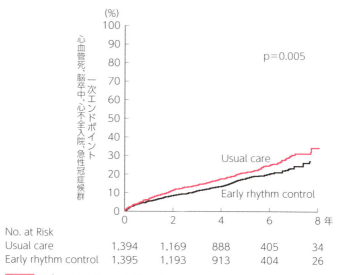

図2 一次エンドポイント発生率
(Kirchhof P, et al. N Engl J Med. 2020; 383: 1305-16[3]) より）

ントロールを行うことが予後の改善につながることが示された点です．

4. 薬物治療の実際

　心房細動に対して抗不整脈薬を使用する目的は主に2つあります．それは心房細動が持続している時の**洞調律化（薬理学的除細動）**と洞調律時の**心房細動再発予防（洞調律維持）**です．

4-1 ▶ 薬理学的除細動（心房細動⇒洞調律化）

　まず薬理学的除細動では何よりも安全が最優先です．多くの抗不整脈薬は心収縮能が低下する陰性変力作用を持つため，投与する前に，バイタルサインが安定しているかと心臓超音波検査などで器質的心疾患（肥大心，不全心，虚血心など）の有無を検索することが重要となります．
　心房細動は発作の持続時間で分類され，それぞれにおける薬物療法の立ち位置は微妙に異なります．まずは，最も軽症の発作性心房細動から始めましょう．**発作性心房細動**は，治療の有無にかかわらず7日以内に洞調律に戻る心房細動とされていますが，塞栓症リスクの低い発生後48時間であれば積極的に除細動

が行われます．48時間以降であればまず十分な抗凝固療法が優先されます．持続が7日以内の発作性心房細動であればNa$^+$チャネル遮断薬が優先的に選択されます．即効性を求める場合は，救急外来での抗不整脈薬の静注がよく使われますが，患者に頓服の薬剤を携帯させて発作時のみ内服させる「pill-in-the-pocket」とよばれる投与法もあり，ピルシカイニド100 mg頓用などが選択されます．

次は**持続性心房細動**についてお話ししましょう．持続性心房細動は，**7日を超えて持続し，自然には停止しませんが，治療によって除細動できる心房細動**と定義されています．除細動はQOL（生活の質）の向上や塞栓症予防を目的として行われます．ただし，持続性心房細動では発生からの経過が長い例や，背景に器質的心疾患を持つ症例が多くみられ，塞栓症リスクや催不整脈（逆に不整脈が起こりやすくなること）のリスクも高まります．ですから，標準的な血栓症対策や副作用の発現にも留意したうえで，適切な薬物選択が求められます．一般的に心房細動は進行するほど薬理学的除細動が難しくなります．心房細動は持続することで，心房筋のリモデリングが進行し，リモデリングの進行した心房では心房細動が持続しやすくなるためです．このような状態をAF（心房細動）がAFを増悪させるという意味で"AF begets AF"といいます．リモデリングの進行度は一般的に左房径や心房細動の持続時間，f波の波高や周期などで判断されます．Na$^+$チャネル遮断薬は心房細動持続時間＞7日を境に除細動効果を示しにくくなることが示唆されており，ピルシカイニド150 mg/日を用いた臨床試験では，2週間以上持続している心房細動や左房径が45 mm以上の場合，除細動率が低かったと報告されています[4]．

そもそも抗不整脈薬を投与することによりなぜ心房細動は停止するのでしょうか?? それを理解するには，みなさんの苦手な細胞膜のイオンチャネルを考えることが重要です（詳しくは本書の総論を参照）．心筋細胞は，細胞膜にあるイオンチャネルを通じてイオンの流れを制御し，脱分極（興奮状態への移行）と再分極（興奮の解消）のサイクルを繰り返します．このプロセスは，ナトリウム（Na$^+$）とカリウム（K$^+$）のイオン流が主に関与しています．**脱分極はNa$^+$の流入によって起こり，再分極はK$^+$の流出によって実現します．Na$^+$電流を遮断すると脱分極が遅れQRS幅が延長します．またK$^+$電流を遮断すると再分極が遅れQT間隔が延長します．**そして一度興奮すると，心筋細胞が再び興奮できない一定の「不応期」があります．

心房細動の電気生理学的な機序はいまだに完全には解明されてはおらず，かなり複雑ですので，この項では簡単に心房細動は多数のリエントリーが複雑に

5
心房細動

入り混じった不整脈であると考えてください．Na⁺チャネル遮断薬は心房筋内の伝導遅延や伝導途絶を介して心房細動中の興奮頻度を減らし，停止に導く効果があります．これらの薬物はチャネルからの解離が遅いため心房細動停止効果が高く，特に**器質的心疾患を認めない心房細動において第一選択**とされています．

4-2 ▶ 心房細動の再発予防（洞調律の維持）

抗不整脈薬のもう一つの役割，心房細動の再発予防についてお話ししましょう．**初発の心房細動発作で器質的心疾患を持たない場合，再発率は50%程度**とされているため，必ずしも再発予防が必要とはされません．しかし，**症状が頻繁に現れる有症候性再発性心房細動では，再発予防が必要となります**．それに加えて，症状が軽い場合でも心不全増悪や塞栓症リスクを考慮して抗不整脈薬による再発予防が行われることがあります． 図3 に2020年改訂版不整脈薬物治療ガイドラインにおける心房細動再発予防フローチャートを掲載します．詳細は各抗不整脈薬の説明で言及しているので参照してください．

再発予防に使用した抗不整脈薬の中止時期については議論の分かれるところです．長期投与を行った研究では致死性不整脈による死亡例も報告されており，安易な長期投与は避けるべきです．実際の中止や継続の是非，また投与量の決定については，患者個人の発作状況，年齢，肝腎機能などを考慮した判断が望ましいです．

4-3 ▶ カテーテルアブレーションの併用

近年では心房細動カテーテルアブレーションの成績が向上しており，特に症候性心房細動では，アブレーションが積極的に施行されています．

以下に2024年に改訂された，不整脈治療のガイドラインフォーカスアップデートにおけるカテーテルアブレーションの適応のまとめを示します 図4 ．

以前のガイドラインではカテーテルアブレーションのClass I適応は「薬剤抵抗性の発作性症候性心房細動」のみでしたが，近年のRCTの結果から，「薬剤抵抗性を確認する前の発作性症候性心房細動への1st line therapyとしてクライオバルーンアブレーション」がClass I適応に格上げとなりました．他の高周波カテーテルやレーザーバルーンなどはClass IIaに据え置きとなっており，デバイスごとに差がつけられたことになります．

ちなみに北米のガイドライン2023でも併存疾患の少ない若年患者の場合，発作性症候性心房細動に対する1st line therapyとしてのカテーテルアブレーシ

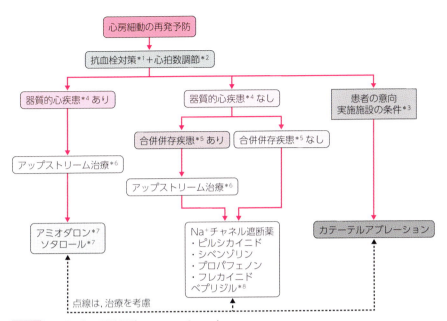

図3 心房細動の再発予防のフローチャート

*¹：再発予防を行う症例でも，その効果と塞栓症リスクに応じて適宜抗凝固療法を継続する．詳細は 3. 抗凝固療法を参照
*²：治療中も再発が否定できず，発作時に症候性の頻拍を生ずる症例では適宜心拍数調節治療を継続する．詳細は 4. 心拍数調節療法を参照
*³：アブレーションは実施施設の経験度に応じて積極的適応が認められている．詳細は不整脈非薬物治療ガイドライン（2018年改訂版）参照
*⁴：肥大心，不全心，虚血心
*⁵：高血圧，脂質異常症，糖尿病，肥満，慢性腎不全，睡眠時呼吸障害などをいう．詳細は 2.5 併存疾患の管理参照
*⁶：基礎疾患・併存疾患に対する適切な治療介入．脂質異常症では，スタチンによる予防効果が報告されている．詳細は 6. アップストリーム治療を参照
*⁷：アミオダロンは，わが国では肥大型心筋症か心不全に伴う心房細動以外には保険適用が認められていない．ソタロールは虚血性心疾患に伴う心房細動における再発予防効果が報告されているが，保険適用は認められていない
*⁸：ベプリジルは，心機能低下例で有効とする報告もあるが，逆に催不整脈性が増加するという報告もある

（日本循環器学会／日本不整脈心電学会．2020年改訂版 不整脈薬物治療ガイドライン．https://www.j-circ.or.jp/cms/wp-content/uploads/2020/01/JCS2020_Ono.pdf．2024年7月閲覧）

ョンはClass Iに格上げとなっています．抗不整脈薬の副作用は無視できませんので，早期から積極的にカテーテルアブレーションを併用することによって，抗不整脈薬の長期使用を避けることを目指すべきです．

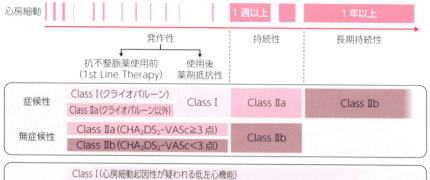

図4 心房細動カテーテルアブレーションの適応
〔日本循環器学会/日本不整脈心電学会合同ガイドライン．2024年JCS/JHRSガイドラインフォーカスアップデート版 不整脈治療より作成．X（旧Twitter）@MichifumiTokuda より〕

　心不全合併心房細動ではカテーテルアブレーションの高い有効性が示されています．心機能低下（左室駆出能＜35％）を伴う心不全患者（NYHA 2〜4）を対象に心房細動アブレーションでの洞調律復帰治療と心拍数調節を含めた薬物治療を比較したCASTLE-AF試験[5]ではアブレーション群で生命予後が良好であり，さらに洞調律復帰した症例で左心機能の改善を認めるなどリバースリモデリングを誘導していることが示されました．さらに心機能が重度低下している症例（心移植または左心補助人工心臓導入目的で紹介された患者，平均左室駆出率：29％）を対象としたCASTLE-HTx試験[6]でも，アブレーション群で全死亡，左心補助人工心臓植え込み，心移植などの複合エンドポイントを減少させることがわかりました．

　ガイドラインでも「心房細動起因性が疑われる低左心機能による心不全」の場合はClass I，「標準的心不全治療が行われていて左室収縮率が低下した心不全」ではClass IIa，「心不全の要因となる合併疾患がなく左室収縮率LVEFの保たれた心不全」でClass IIbと改変されました．

5. 具体的な薬剤の使用法

　現在たくさんの抗不整脈薬が使用可能ですがすべての解説は困難なので，ここではわが国のガイドラインに記載されている薬剤を優先的に取り上げます．日本循環器学会／日本不整脈心電学会の不整脈薬物療法ガイドライン 図5 で使用を勧められている抗不整脈薬は　ピルシカイニド，シベンゾリン，プロパフェノン，フレカイニド，ベプリジル，アミオダロンの 6 種類 表1 です．

　表1 を見ていただくと各抗不整脈薬が遮断するチャネルが一目でわかる

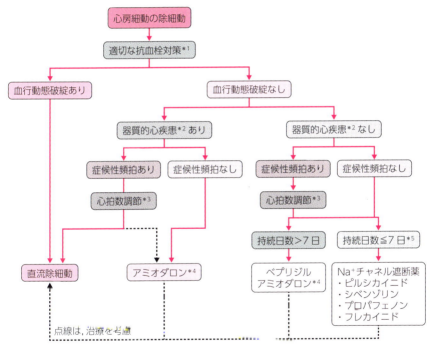

図5 心房細動に対する除細動施行のフローチャート

*1：48 時間以内の発症を確認できない症例では，経食道エコーで心内血栓を否定するか，3 週間以上の適切かつ十分な抗凝固療法を行う．詳細は 3. 抗凝固療法を参照
*2：肥大心，不全心，虚血心
*3：血行動態が破綻しなくとも症候性の頻拍をきたしている症例では，適切な心拍数調節を併用する．詳細は 4. 心拍数調節療法を参照
*4：アミオダロンの使用は，肥大型心筋症や心不全に合併した心房細動以外では保険適用外
*5：有効性と血栓塞栓合併症を減らす観点からは，48 時間以内に実施することが望ましい
（日本循環器学会／日本不整脈心電学会．2020 年改訂版 不整脈薬物治療ガイドライン．https://www.j-circ.or.jp/cms/wp-content/uploads/2020/01/JCS2020_Ono.pdf．2024 年 7 月閲覧）

表1 抗不整脈薬6種の特徴

薬物名	分類	Na	Ca	K	β	M2	経口 1日量	投与法	静注 投与法
シベンゾリン	Ⅰa	◎	○	○		○	300 mg	分3	1.4 mg/kg/2～5分
ピルシカイニド	Ⅰc	◎					150 mg	分3	1 mg/kg/10分
フレカイニド	Ⅰc	◎		○			200 mg	分2	1～2 mg/kg/10分
プロパフェノン	Ⅰc	◎			○		450 mg	分3	―
アミオダロン	Ⅲ	○	○	◎	○		100～200 mg	分2ないし分1	―※
ベプリジル	Ⅳ	○	◎	○			100～200 mg	分2ないし分1	―

※内服薬のみ，心不全(低心機能)または肥大型心筋症に伴う心房細動に適応あり．

と思います．基本的に遮断するチャネルの種類が少ないほどシンプルな作用の薬となりますので，ピルシカイニド＜フレカイニド，プロパフェノン＜ベプリジル＜シベンゾリン＜アミオダロンの順で複雑になっていくと考えられます．通常はシンプルな薬剤から開始し，その人の病態に合わせて他のチャネル遮断作用を加えていくのがよいでしょう．端的にまとめると器質的心疾患がある場合はアミオダロン，ない場合は発作性にはピルシカイニドかフレカイニド．昼間型ならプロパフェノン，夜間型やより複雑な作用を期待するならシベンゾリン，持続性心房細動ではベプリジル，アミオダロンといったところです．

5-1▸Na$^+$チャネル遮断薬（Ⅰ群薬）

発作性心房細動では，肺静脈内の不整脈の起爆剤を抑える目的でNa$^+$チャネル遮断薬が有効です．一方で，Na$^+$チャネル遮断薬は陰性変力作用も有するために，心機能低下例ではさらに心筋の収縮を低下させてしまうので注意が必要です．

また，心室筋の伝導を抑制し，心室性不整脈のリスクを高める可能性があります．心機能低下例では，これらの効果が致命的な結果をもたらす可能性があるため注意が必要です．

❖ ピルシカイニド（サンリズム®）

- **作用**: 純粋な Na^+ チャネル遮断
- **代謝**: ほとんど腎臓のみ
- **副作用**: 陰性変力作用

　ピルシカイニドは I c 群の代表的な薬剤で，純粋な Na^+ チャネル遮断薬として知られています．尿中未変化体排泄率が 75 ～ 86％とそのほとんどが腎排泄です．150 mg 経口投与で持続 7 日以内の心房細動の 45％を停止させる効果があります[7]．また，昼間型心房細動に対しては，12 ヵ月の観察期間中に 53.8％の予防効果が報告されています．K^+ 電流への作用や心臓以外への影響がほとんどないため安全性の高い抗不整脈薬といえます．そのシンプルさから多くの専門医が発作性心房細動に対する第一選択と考えています．ピルシカイニドは発作性心房細動の抑制効果にすぐれており，フレカイニドに比べ半減期が短く（11 時間 対 約 4 時間）wash out も速やかです．腎排泄型薬剤なので腎機能低下例では減量する必要があります．腎機能低下時の各薬剤の減量基準に関しては **図6** を参照ください．

❖ フレカイニド（タンボコール®）

- **作用**: Na^+ チャネル遮断作用＋わずかに K^+ チャネル遮断
- **代謝**: 肝 60％，腎 40％
- **副作用**: 陰性変力作用．陳旧性心筋梗塞では予後を悪化させる可能性あり

　フレカイニドの尿中未変化体排泄率は約 40％であり，残りが肝代謝を受け不活性化します．主に CYP2D6 で代謝されます．CAST study[8] において心筋梗塞後の心室期外収縮にフレカイニドを投与しても予後改善がみられないだけでなく，生存率が低下することが報告され，抗不整脈薬を漫然と投与することの危険性が提唱された時代に主犯格となった薬です．しかし，日常的に用いられる抗不整脈薬のなかではフレカイニドはとても切れ味がよく，器質的心疾患のある患者を避けて使用すれば安全で高い効果が期待できる薬剤で，日本の多くの先生も好んで使用しています．日本のランダム化比較試験でもフレカイニドが 1 ヵ月間の発作性心房細動予防効果が 39.4％であったと報告されています[9]．

分類	一般名（薬剤名）	透析性	GFR	60	50	40	30	25	20	15	10	5	透析
Ia	ジベンゾリン（ジベノール）	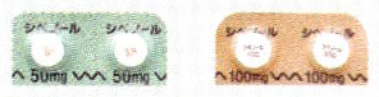 ×	300mg/3×（Max450mg）	100mg/2×				50mg/1×			25mg/1×		禁忌（低血糖）
Ic	ピルシカイニド（サンリズム）	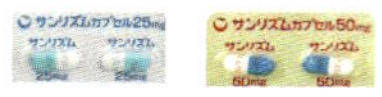 △	150mg/3×	50mg/1×				25mg/1×			25mg/48H毎		25mg/1×
Ic	フレカイニド（タンボコール）	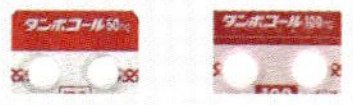 ×	100mg/2×（Max 200mg）				100mg/2×						
Ic	プロパフェノン（プロノン）	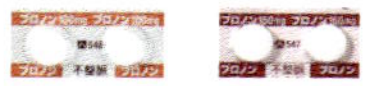 ×	150mg/3×				減量なし						
III	アミオダロン（アンカロン）	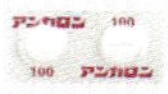 ×	200mg/2×				減量なし						
IV	ベプリジル（ベプリコール）	×	100mg/2×（Max200mg/2×）				減量なし						

図6 抗不整脈薬：腎機能低下時の投与量一覧

厳密な調整には薬物血中濃度（TDM）のモニタリングが必要

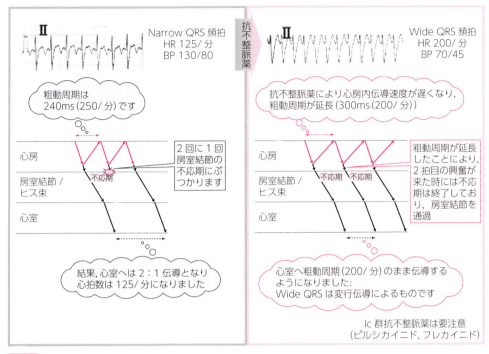

図7 Ic Flutter
〔筆者作成．X（旧 Twitter）@ MichifumiTokuda より〕

 Ic Flutter

　Ic 群抗不整脈薬は心房粗動にはほとんど無効で，むしろ心房細動にフレカイニド投与中に，心房粗動に変化すると，粗動周期が延長して 1：1 で房室伝導し致死的な不整脈になるリスクがあります．これを Ic Flutter とよびます．これを防ぐために，心房細動にフレカイニドを使用する時はβ遮断薬やベラパミルを併用して，房室伝導を抑制しておくことをお勧めします　図7 ．

❖ プロパフェノン（プロノン®）

- **作用**： Na^+ チャネル遮断作用＋わずかに β 遮断作用あり
- **代謝**： 肝 60%，腎 40%
- **副作用**： 陰性変力作用，味覚異常，便秘， β 遮断作用が関与する副作用

　プロパフェノンは β 遮断作用を併せ持った Ic 群抗不整脈薬で，昼間型の交感神経が関与していると考えられる場合は効果が高いとされています．それほど強い β 遮断作用ではないですが気管支喘息など β 遮断薬が禁忌となる患者では使いにくいです．プロパフェノンは欧米では非常によく使われている薬で，EAST-AFNET 4 試験でもフレカイニド，アミオダロンに続き頻用されていた薬でした．主に肝代謝であるために腎機能障害でも比較的安心して使用できます． Na^+ チャネルの遮断/解離がピルシカイニドやフレカイニドより早いので陰性変力作用もやや緩徐と考えられます．しかし β 遮断作用もあるので低左心機能患者への使用は勧められません．

❖ シベンゾリン（シベノール®）

- **作用**： Na^+ チャネル遮断＋ K^+ チャネル遮断＋ Ca^{2+} チャネル遮断＋抗コリン作用
- **代謝**： 肝臓 15%，腎臓 85%
- **副作用**： 陰性変力作用と QT 延長に伴う催不整脈作用に注意．抗コリン作用に伴う低血糖，眼圧の上昇，尿閉の悪化．閉塞性隅角性緑内障や透析患者には禁忌

　シベンゾリンは Ia 群薬ですが，他の Ia 群薬より Na^+ チャネルとの結合/解離が遅く，この点では Ic 群薬に近いと考えられます．中等度の K^+ 電流への作用と，わずかな Ca^{2+} 電流への作用を持ちます．Multi-channel blocker ですので陰性変力作用や催不整脈作用などもありますが，多彩な効果が期待でき頻用される薬剤で，発生 48 時間以内の心房細動に対して 200 mg 単回経口投与で 75 ～ 85% の停止効果が報告されています．腎機能低下例では減量が必要です．ジソピラミドと同様に抗コリン作用を持つため，夜間型の副交感神経が関与する心房細動に有効とされています．このあたりはプロパフェノンとは対照的といえます．

5-2▶K$^+$チャネル遮断薬（III群薬，ベプリジル）

K$^+$チャネル遮断薬は，特に心房の構造的変化が進んだ持続型心房細動に対して効果的です．心房のリモデリングが進むと，Na$^+$チャネルはダウンレギュレーションを受けます．さらにconnexinの減少や膠原線維の蓄積が生じ，心房の電気的伝導速度が低下します．このような状況では，Na$^+$チャネル遮断薬の効果は期待しにくく，逆に心房伝導速度のさらなる低下や心収縮力の低下といった副作用のリスクが高まります．心房のリモデリングにより活動電位持続時間は短縮しますが，K$^+$チャネル遮断薬は活動電位の持続時間を延ばし，心房細動の原因となるリエントリーを阻止する効果があります．

❖ アミオダロン（アンカロン®）

- **作用**：Na$^+$チャネル遮断 ＋ K$^+$チャネル遮断 ＋ Ca^{2+}チャネル遮断 ＋ β遮断作用
- **代謝**：脂肪への分布が著明で，効果発現まで2週間．消失半期は14〜107日と非常に長く，投薬を中止してもその効果の消失までにかなりの期間がかかる．ほとんど肝代謝のみ．
- **副作用**：間質性肺炎，甲状腺機能異常，QT延長に伴う催不整脈作用

アミオダロンはベルギーにおいて狭心症薬として1962年に誕生し，その後抗不整脈薬としての地位が確立されました．遮断されるイオンチャネルはNa$^+$チャネル，K$^+$チャネル，Ca^{2+}チャネルと幅広く，さらにβ遮断作用までも認められるため，実質的にはI〜IV群のいずれにも該当する薬です．その薬効が優れていることはよく知られており，投与量を減らすことにより副作用を減らせることがわかった近年では，対象症例が拡大しつつあります．投与量は体格や副作用の有無によって適宜変更されます．心房細動での使用は，心室頻拍での使用に比べて得られるメリットが少ないので，より慎重であるべきです．よって導入時にローディングはせず維持量で開始することが多いです．副作用の間質性肺炎は用量依存的に発生することが知られており，日本人では200 mg/日→100 mg/日，場合により50 mg/日を継続投与している例もあります．血中濃度の目標値も最近は低下してきておりアミオダロン300〜500 ng/mL，モノデスエチルアミオダロン（活性代謝物）300〜500 ng/mL程度で十分と考えられます．定常状態になるまで6〜9ヵ月かかるので，血中濃度のモニタリングは

長期的に行いましょう.

アミオダロンは陰性変力作用がほぼないので，低左心機能例でも使用できます.むしろ低左心機能に合併した心房細動に対してはアミオダロン一択です.心不全を合併した心房細動の症例で，アミオダロンの除細動および洞調律維持を検討した試験として，CHF–STAT 試験[10]があります.31%で洞調律復帰と維持が可能であり（vs. プラセボ 8%），洞調律維持症例の方が予後良好でした.

アミオダロンの弱点はアミオダロンとその活性代謝物にヨードが含まれ甲状腺ホルモンと近似した構造を有するため甲状腺機能異常を起こしやすいことと肺毒性があることです.その他，角膜への微小沈着物，肝機能障害，催不整脈作用，皮膚症状などもあげられます.間質性肺炎は最も注意すべき副作用であり，200 mg/ 日を継続内服している患者の約 3%に発生するといわれ，高齢者では，発生率が高くなります.そのため投与中は甲状腺機能検査，KL–6 の測定，肺拡散能（DLco）の定期的なフォローが必要です.副作用は一般的には維持量に移行してある程度の期間（1 年以内が多い）を経てから認められます.また K$^+$チャネル遮断により QT 延長が認められるため，心電図の定期的なチェックも必要です.このようにアミオダロンは循環器医にとっての最強の矛といえますが，副作用も多く諸刃の剣ともいえるため，不整脈診療に十分な経験を持つ医師によって使用されるべき薬剤です.

❖ ベプリジル（ベプリコール®）

- **作用**：Ca^{2+}チャネル遮断＋ Na$^+$チャネル遮断＋ K$^+$チャネル遮断
- **代謝**：肝 20%以下，腎 50%
- **副作用**：QT 延長に伴う多形性心室頻拍（Torsades de Pointes），洞徐脈，房室ブロック

ベプリジルは Vaughan Williams 分類では IV 群に分類されていますが，multi-channel blocker として重宝する機会が多いです.J–BAF 試験[11]では,持続性心房細動に対してプラセボを対照にベプリジル 100 mg/ 日，200 mg/ 日を比較しました.12 週間の追跡期間中に洞調律復帰率は 200 mg 群で 69%，100 mg 群で 38%，プラセボ群 3%で 200 mg 群において除細動効果が有意に優れていました.ただし QT 延長が 200 mg 群の 14%で認められ，200 mg 群の 3%（1/29）で，致死性心室頻拍が発生しており，200 mg/ 日以上の長期投与は避け，有効であった場合でも 100 ～ 150 mg への減量で経過を見ることが多いです.最

近では，持続性心房細動のアブレーション後に再発するケースに対してベプリジルを使用することが多いです．上記の通り左房拡大が進行した症例での有効性が高いとされ，Ⅰa群やⅠc群に抵抗性のある症例に積極的に使用されることがあります．

　定常状態に達するのに約3週間を要し，連続投与後の消失半減期は約80時間まで延長するといわれています．腎排泄が50％ですが，便中排泄もみられ，透析症例を含めて慢性腎不全症例でも蓄積が認められないため，腎機能による減量は必要ないと考えられています．低左心機能患者には使用できません．

まとめ

　心房細動に対する抗不整脈の薬剤選択は，それぞれの薬が遮断するチャネルを考えて行います．一般に発作性心房細動にはNa^+チャネル遮断，進行した持続性心房細動にはK^+チャネル遮断が有効です．ただし，アミオダロンを除く抗不整脈薬は心筋の収縮力を低下させる陰性変力作用があり，心機能低下例では使用すべきではありません．心房細動では抗不整脈薬による長期的な洞調律維持効果は限定的であり，副作用の懸念もあるため，漫然と投与するのは避け早期にカテーテルアブレーションを含めた総合的な介入を検討するべきです．

☑ **狙うチャネル：Na^+チャネル，K^+チャネル**

→発作性心房細動にはNa^+チャネル遮断薬（Ⅰa，Ⅰc群薬），持続性心房細動にはK^+チャネル遮断薬（Ⅲ群薬，ベプリジル）を投与．

☑ **注意するチャネル：Na^+チャネル**

→陰性変力作用に注意，アミオダロン以外は心機能低下例では使用を控える．

■ Reference

1) Fox CS, Parise H, D'Agostino RB Sr, et al. Parental atrial fibrillation as a risk factor for atrial fibrillation in offspring. JAMA. 2004; 291: 2851-5. PMID: 15199036 .

2) Wyse DG, Waldo AL, DiMarco JP, et al. ; Atrial Fibrillation Follow-up Investigation of Rhythm Management（AFFIRM）Investigators. A comparison of rate control and rhythm control in patients with atrial fibrillation. N Engl J Med. 2002; 347: 1825-33. PMID: 12466506 .

3) Kirchhof P, Camm AJ, Goette A, et al.; EAST-AFNET 4 Trial Investigators. Early rhythm-control therapy in patients with atrial fibrillation. N Engl J Med. 2020; 383: 1305-16. PMID: 32865375 .

4) Okishige K, Fukunami M, Kumagai K, et al. ; Pilsicainide Suppression Trial for Persistent Atrial Fibrillation II Investigators. Pharmacological conversion of persistent atrial fibrillation into si-

nus rhythm with oral pilsicainide: pilsicainide suppression trial for persistent atrial fibrillation II. Circ J. 2006; 70: 657-61. PMID: 16723783 .

5）Marrouche NF, Brachmann J, Andresen D, et al. ; CASTLE-AF Investigators. Catheter ablation for atrial fibrillation with heart failure. N Engl J Med. 2018; 378: 417-27. PMID: 29385358 .

6）Sohns C, Fox H, Marrouche NF, et al. ; CASTLE HTx Investigators. Catheter ablation in end-stage heart failure with atrial fibrillation. N Engl J Med. 2023; 389: 1380-9. PMID: 37634135 .

7）Atarashi H, Inoue H, Hiejima K, et al. Conversion of recent-onset atrial fibrillation by a single oral dose of pilsicainide (Pilsicainide Suppression Trial on atrial fibrillation). The PSTAF Investigators. Am J Cardiol. 1996; 78: 694-7. PMID: 8831412 .

8）Cardiac Arrhythmia Suppression Trial (CAST) Investigators. Preliminary report: effect of encainide and flecainide on mortality in a randomized trial of arrhythmia suppression after myocardial infarction. N Engl J Med. 1989; 321: 406-12. PMID: 2473403 .

9）Atarashi H, Ogawa S, Inoue H, et al. ; Flecainide Atrial Fibrillation Investigators. Dose-response effect of flecainide in patients with symptomatic paroxysmal atrial fibrillation and/or flutter monitored with trans-telephonic electrocardiography: a multicenter, placebo-controlled, double-blind trial. Circ J. 2007; 71: 294-300. PMID: 17322624 .

10）Deedwania PC, Singh BN, Ellenbogen K, et al. Spontaneous conversion and maintenance of sinus rhythm by amiodarone in patients with heart failure and atrial fibrillation: observations from the veterans affairs congestive heart failure survival trial of antiarrhythmic therapy (CHF-STAT). The Department of Veterans Affairs CHF-STAT Investigators. Circulation. 1998; 98: 2574-9. PMID: 9843465 .

11）Yamashita T, Ogawa S, Sato T, et al. ; J-BAF Investigators. Dose-response effects of bepridil in patients with persistent atrial fibrillation monitored with transtelephonic electrocardiograms: a multicenter, randomized, placebo-controlled,double-blind study (J-BAF Study). Circ J. 2009; 73: 1020-7. PMID: 19359813 .

■ https://twitter.com/MichifumiTokuda/status/1766661898345300005
■ https://twitter.com/MichifumiTokuda/status/1656230096523636736

〈徳田道史〉

2 心室性不整脈

1. 心室期外収縮

心室期外収縮は日常でよく遭遇する不整脈の一つです．なお，英語で表記する際に，日本のガイドラインでは premature ventricular contraction と記載されていますが，欧米のガイドラインでは機械的収縮につながらない場合もあることから premature ventricular complex という用語に統一されています[1~3]．いずれも略語は PVC であり，現在もどちらの表現ともにみられますので，あまり気にしなくてよいのかもしれません．さて，その PVC の頻度ですが，対象となる集団や心電図の記録時間によって変わります．通常の 12 誘導心電図（10 秒間）で 2%，2 分間心電図では 6%，24 時間ホルター心電図では 70% 程度と報告されています[3]．ただし，偶発的に指摘される PVC は 1 時間に数発程度とわずかです．そのような PVC の予後は基本的に良好であり，治療も必要ありません．症状に乏しく，心エコーで器質的心疾患を伴わないことが確認されれば，介入の必要はありません[1]．しかし，自覚症状が強い場合や心機能の低下を伴っている場合にはどうすればよいでしょうか？ PVC に対する抗不整脈薬の使い方とともに，PVC をどう評価して治療していくか，一歩進んだマネジメントを身につけましょう．

器質的心疾患を伴わない**特発性 PVC の中で最も多いのは右室流出路**を起源とした PVC であり，撃発活動を機序としていることが多いとされます．これを抑制するには β 遮断薬，Ca 拮抗薬，Na^+ チャネル遮断薬が選択肢となります[2]．不応期を延長させることでリエントリーを抑制する K^+ チャネル遮断薬を使用することはあまりありません．実際には異常自動能やリエントリーといった機序による PVC もありますが，器質的心疾患に伴うものも含めて撃発活動によるものが多いとされており，β 遮断薬や Ca 拮抗薬や Na^+ チャネル遮断薬が選択肢になります．しかし，ここで注意すべきは副作用であり，**特に Na^+ チャネル遮断薬や Ca 拮抗薬の陰性変力作用を忘れてはいけません**．程度にもよりますが，心機能低下例にはいずれの薬剤も禁忌とされています．

- ☑ 狙うチャネル：β受容体，Ca^{2+}チャネル，Na^+チャネル
- ☑ 注意するチャネル：Ca^{2+}チャネル，Na^+チャネル（器質的心疾患を伴う場合）

　ここで抗不整脈薬を学ぶうえで重要な CAST 試験を紹介します[4]．もともと心筋梗塞後にみられる PVC が心臓突然死のリスク因子であることが知られていました．1989 年に報告されたこの試験は，心筋梗塞後の PVC を抑制することで予後を改善できるのではないかということを検証するために行われました．結果としては，Na^+チャネル遮断薬（試験で使用されたのは I c 群）を投与することで PVC を抑制できたにもかかわらず，有意に死亡率が上昇してしまい，試験は早期中止となりました．「不整脈を抑制すること」が目的になってしまってはいけないという教訓を残すとともに，"抗不整脈薬の怖さ" を再認識させる結果でした．しかし，このような試験結果から過剰に抗不整脈薬を控えてしまっては，それによる恩恵が得られるはずの患者さんにとって不利益となってしまいます．安全性を第一に考えることはもちろん重要ですが，有効な薬剤をうまく選択できるようになることも大切です．

1. 心電図の特徴

　PVC は刺激伝導系を通らずに心室を興奮させるため，QRS 幅が広くなります．2 連発までを PVC とよび，3 連発以上は心室頻拍とよびます．PVC がすべて同一の QRS 波形であれば単一の起源から生じていると考えて単源性 PVC，複数の波形があれば多源性 PVC といいます．

　幅の広い QRS を伴う期外収縮は PVC と考えておいてもとりあえず構いませんが，できれば脚ブロックや変行伝導を伴う心房期外収縮（premature atrial contraction: PAC）と鑑別をします．どの診断方法にも例外はあるものの，洞調律時と同一の QRS 波形であれば脚ブロックを伴う PAC である可能性が高く，QRS に先行する P 波がみられれば脚ブロックや変行伝導を伴う PAC と考えます．しかし，P 波が認識しづらい場合もあり，そのような場合の診断は時に困難であり，鑑別には期外収縮前後の基本調律の周期を確認することがヒントになります．基本調律に休止期を伴わずに入り込むように生じるものを間入性 PVC，休止期を伴い基本調律の間隔がちょうど 2 倍になっていれば完全代償性休止期を伴う PVC とよび，いずれも PVC に特徴的です．PAC や，室房伝導を

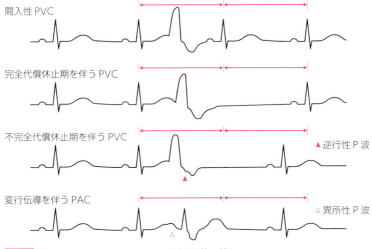

図1 様々なタイミングのPVCと変行伝導を伴うPAC

伴うPVCによる心房興奮が，洞結節の周期をリセットした場合に，その前後の基本調律の間隔がちょうど2倍とならず，周期の確認は鑑別に使えません．なお，PVCの前後の基本調律の間隔が2倍未満のものは不完全代償休止期を伴うPVCとよびます 図1 ．

　心室頻拍と上室頻拍の鑑別と同様にQRS波形そのもので鑑別する方法もあります．しかし，PVCやPACと心室頻拍では臨床上の重要性が大きく違うため，PVCとPACの鑑別にそこまで詳細な検討は必要ないかもしれません．洞調律時と同じQRS波形であれば脚ブロックを伴うPAC，それ以外の幅の広いQRSを伴う期外収縮はPVCと考えておいてもまずは差し支えありません．

　PVCの波形からは，その起源を推定することができます．不整脈専門医でなければ詳細に評価できる必要はありませんが，**特発性PVCで最も多い右室流出路と左脚後枝を起源としたPVCの心電図は読めるようになっておくとよい**でしょう．各治療法の推奨度も異なります[2]．PVCの起源がある程度推定できれば，起源と推定される部位に壁運動異常や形態異常がないかを心エコーなどで注意深く観察することにつながります．起源を推定することはアブレーションの至適部位を探るためだけでなく，心筋症を診断するきっかけになることもあります．

　PVCの起源を推定する方法にはいくつかの方法がありますが，上下方向，前後方向，心基部心尖部方向の3つのステップで推定する方法を紹介します[5]．ま

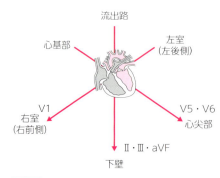

1. 下壁誘導（Ⅱ・Ⅲ・aVF）で高さを見る
   すべて陽性の場合は流出路，陰性の場合は下壁
2. V1誘導で前後を見る
   陽性の場合は左室，陰性の場合は右室
   （右脚ブロックパターンは左室，左脚ブロックパターンは右室）
3. V5・V6誘導で心基部か心尖部かを見る
   陽性の場合は心基部，陰性の場合は心尖部
   ※QR・RSパターンで陽性と陰性成分の両方がある場合は中間位置

図2 PVC起源推定の3ステップ

　ずは，下壁誘導とよばれるⅡ・Ⅲ・aVF誘導を見て，起源の高さを推定します．3つの誘導のすべてが陽性の場合は心室の最上部である流出路起源，陰性の場合は下壁起源と考えます．次に，V1誘導を見て，起源の前後方向を推定します．心臓は右前側に右室，左後側に左室が位置しますので，陰性の場合は右室起源，陽性の場合は左室起源と考えます．左脚ブロックパターンはV1が陰性なので右室起源，右脚ブロックパターンはV1が陽性なので左室起源と推定してもよいでしょう．最後に心尖部側の誘導であるV5・V6誘導を見て，心基部側か心尖部側かを推定します．陽性であれば心基部，陰性であれば心尖部が起源と考えます．いずれのステップでも各誘導のQRS波形の陽性成分と陰性成分が同程度であれば，それぞれの誘導から見て中間位置と推定します **図2** ．

　この3つのステップを理解すると，特発性PVCの起源として多い右室流出路起源や左脚後枝起源のものも簡単に理解できます **図3** ．**右室流出路起源のPVCはⅡ・Ⅲ・aVF誘導ともにすべて陽性**で，V1誘導は陰性，V5・V6は陽性となります．胸部誘導の移行帯がV4誘導以降の場合はまず右室流出路が起源ですが，V3誘導より手前の場合には左室流出路の可能性も考える必要があります．そこまで詳細な鑑別ができる必要はありませんが，例えばV1誘導が陽性の場合は左室流出路や僧帽弁輪前壁側が起源と考えられ，カテーテルアブレーションを行う際に左心系へのアプローチとそのリスクも考慮する必要があります．いずれにせよ右室流出路より難治性である可能性も考えます．

　左脚後枝起源のものはどうでしょうか．左脚後枝は左室の下壁中隔を心基部から心尖部方向に，後乳頭筋に向かって伸びています．Ⅱ・Ⅲ・aVF誘導は陰性，V1誘導は陽性の右脚ブロックパターン，V5・V6誘導では中間位置を示す±か，起源が心基部寄りの場合にRsパターン，心尖部寄りの場合にrSパター

右室流出路起源 PVC 　　　　　　左脚後枝起源 PVC

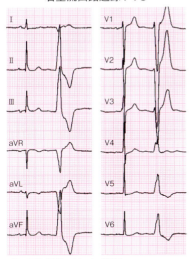 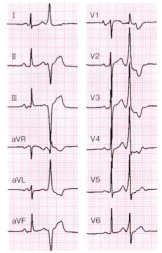

① 下壁誘導がすべて陽性
② V1 が陰性（移行帯が V4）
③ V5・V6 は陽性

① 下壁誘導が陰性
② V1 が陽性（右脚ブロックパターン）
③ V5・V6 は陽性

図3 典型的な特発性PVCの心電図

ンをとります．つまり，**右脚ブロック・左軸偏位型**を示します．さらに，刺激伝導系であるプルキンエ線維を起源とすることからやや QRS 幅が狭いことが特徴とされます．

　刺激伝導系を起源とする PVC は QRS 幅が狭いことが特徴と述べましたが，異常なプルキンエ線維の興奮は特発性 PVC の他にも様々な心室頻拍・心室細動に関与していることが知られています[6]．特に**心筋梗塞後の電気的ストームは，虚血に耐性のあるプルキンエ線維を起源とした PVC をきっかけとして生じる**とされ，緊急アブレーションは同部位をターゲットとして行います．心筋梗塞後，特に広範な梗塞や再灌流まで時間を要した症例では，心室細動を生じるリスクを考慮して心電図のモニタリングを継続します．もし**心室細動がみられた場合にはきっかけとなった PVC の波形を残しておくと治療の一助となります** **図4** ．

　PVC のリスク分類として Lown 分類が知られています[7]．頻度，波形の種類，連発の有無，連結期の長さで 6 つの Grade に分類します **表1** ．もともとは心筋梗塞後の PVC を層別化したものですが，便宜上，心筋梗塞以外の心筋症に合併した PVC にも用いることがあります．ただ，確かに Grade 5 の R on T 現象

プルキンエ線維起源のPVC

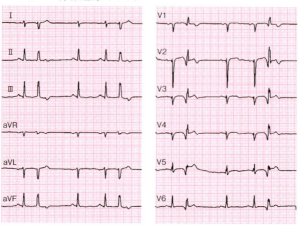

図4 急性心筋梗塞後のプルキンエ関連PVC
広範前壁心筋梗塞の血行再建後，比較的 narrow な PVC がみられた．この PVC を契機に心室細動を繰り返した．

表1 Lown分類

Grade 0	PVCなし
Grade 1	散発性（30発/時間未満）
Grade 2	多発性（30発/時間以上）
Grade 3	多形性
Grade 4a	2連発
Grade 4b	3連発以上
Grade 5	R on T 現象

がみられればリスクが高いと考えられますが，必ずしも Grade の通りにリスクを層別化できるわけではなく，Grade の順に悪化するわけでもありません．この分類が現在のように再灌流治療がなされる以前のものであることも，その限界の一つでしょう．実臨床で用いることは多くありません．
　また，R on T 現象についても，T 波のピーク前後と終末部分では PVC が生じた際のリスクは違います．筆者はいくつかの報告を参考に連結期が **400 msec 以内の PVC はハイリスク**として対応しています[8]．特にそれに続く多形性心室頻拍は非持続性であっても，いつ心室細動に移行してもおかしくない病態で

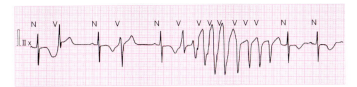

図5 非持続性多形性心室頻拍
非虚血性心筋症の症例．この波形が持続化して心室細動に移行した．

あるため見逃してはいけません 図5 ．

2. 原因・病因

　PVCは器質的心疾患を伴わない特発性PVCと，それ以外のPVCに分類されます．特発性のほとんどが右室流出路を起源とするPVCです．症状に乏しく頻度も稀であれば必ずしも追加検査は必要ないかもしれません．しかし，右室流出路起源のものであっても不整脈原性右室心筋症などを合併している可能性があるため，特に頻発している場合には，一度は心エコーなどの評価をしておく方が無難です．では，なぜ右室流出路という部位が特発性のPVCの起源として多く，ブルガダ症候群や一部の不整脈原性右室心筋症などに関与しているのでしょうか．そのすべてが解明されているわけではありませんが，もともと伝導速度が遅く自動能を持ちやすい発生学的な機序に加えて，加齢や壁応力による線維化といった経年的変化が重なることで，不整脈の基質を形成していることが考えられています[3, 9]．

　また，特発性PVCの好発部位以外からのPVCが頻発している場合，例えば左室心尖部や側壁基部などを起源としたPVCが頻発している場合には，虚血性心筋症や心サルコイドーシスといった心疾患を見つけるきっかけになることもあります．PVCを評価する際には，12誘導心電図で起源を推定し，ホルター心電図で頻度や心室頻拍・心室細動の合併を確認します．運動負荷心電図検査を行って，運動負荷中やその回復期に増加するPVCは突然死や心機能低下のリスクであるといった報告もあります[1, 10]．それらに加えて心筋症や遺伝性不整脈を疑って問診や所見をとることも重要です．器質的心疾患の評価のためにまず心エコー検査を行いますが，心筋症が疑われる場合には心臓MRIも有用です．最近では僧帽弁輪と左室基部心筋との間に位置異常を生じるmitral annular disjunction（MAD）がPVCを含めた心室性不整脈や心臓突然死と関連するこ

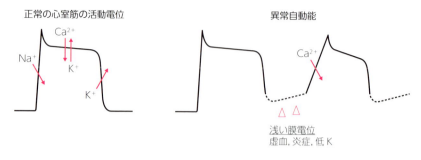

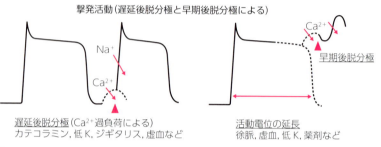

図6 不整脈の発生機序

とが指摘されています[11]．MADに合併しやすいとされる僧帽弁逸脱症には乳頭筋起源のPVCが合併しやすいことが知られています．

　PVCの機序は異常自動能，撃発活動，リエントリーのいずれもなりうるとされます[3]．臨床でその機序を明確にすることは困難で，複数の機序が関与していることもあります．ただし，実際には**遅延後脱分極による撃発活動が主体**と考えられています．しかし，それだけでは説明ができない現象もあり，今なおその機序は十分にわかっていません[12]．ここでは，薬剤を含めた治療選択に関わる部分を簡略化してお話ししておきます．特に慣れないうちは難しく感じる部分ですので，苦手意識のある方は読み飛ばして結論だけ読んでいただいても構いません．

　まず，撃発活動（triggered activity）から説明します　図6 ．これには遅延後脱分極と早期後脱分極を契機としたものがあります．遅延後脱分極（delayed afterdepolarization: DAD）は細胞内のCa^{2+}過負荷によって膜電位が振動することで生じ，それをきっかけにNa^+チャネルが開くと撃発活動につながります．Ca^{2+}過負荷はカテコラミン過剰（交感神経系の興奮），低カリウム血症やジギタリス，心筋虚血や不全心にみられます．Ca拮抗薬とNa^+チャネル遮断薬，そして交感神経を遮断するβ遮断薬が使用されます．早期後脱分極（early afterdepolarization: EAD）は QT 延長症候群で重要な機序です．活動電位持続時間（action potential duration: APD）が延長して細胞質 Ca^{2+} 濃度の上昇が EAD を生じて撃発活動につながります．Ca 拮抗薬と APD を短縮させる I b 群の Na^+ チャネル遮断薬（メキシレチン）を使用することがあります．異常自動能は静止膜電位が浅くなり，内向きの Ca^{2+} 電流が生じることが重要な役割を果たしています．膜電位は心筋虚血や炎症，低カリウム血症で浅くなることがあります．抗不整脈薬としては Ca 拮抗薬と，同様に内向きの Ca^{2+} 電流を抑制する作用を持つ β 遮断薬も用いることができます．なお，リエントリーを機序とする PVC はあまりありませんが，左脚後枝領域を起源とする PVC の一部がそれにあたります．刺激伝導系に特有の Ca^{2+} 依存性組織におけるリエントリーが機序とされ，Ca 拮抗薬を用います．

　まとめると，いずれの機序に対しても心筋虚血の解除や低カリウム血症の補正は有効な治療であり，抗不整脈薬としては Ca 拮抗薬や β 遮断薬が使われます．DAD による撃発活動に対しては Na^+ チャネル遮断薬を用いることがあり，多くの PVC の治療において選択肢となります．

　また，PVC にはいくつかのリスク因子が知られています[3]．加齢，高身長，肥満，高血圧，低活動，喫煙，飲酒，カフェイン，睡眠障害といったものがあげられます．リスク因子への介入の効果について十分な検討がなされているわけではありませんが，特に心血管疾患のリスクと重なるため，適正な体重の維持，高血圧治療，適度な運動，禁煙，節酒，十分な睡眠といった部分についてはどの場面でも適切に介入すべきです．

3. 薬物治療の適応

　PVC の治療適応は基本的に症状の有無で決定します．無症状もしくは症状が軽微で，頻度もそれほど多くなく，心機能の低下もなければ特に介入の必要はありません．特に何の介入をしなくても，半数程度は数ヵ月から数年の経過でPVC がほぼ消失したという報告もあります[13]．PVC の症状には動悸だけでなく，息切れや易疲労感を生じることがあります．十分に心室が拡張する前に生じた PVC は有効な一回拍出量を作り出せず，心拍出量が低下することでそのような症状を生じます．また，同様の理由で十分な脈圧が作り出せず，触診や血圧計で脈拍数の低下があることでPVC に気づくこともあります．稀に心室細動を合併して失神が主訴ということもあります．

　治療を行う場合，まずは可逆的な要因がないかを検討します．高血圧に対す

る降圧管理，カフェインやアルコールの制限，適正な体重の維持，適度な運動，睡眠習慣の改善といったことがあげられます．虚血性心疾患が背景にあれば薬物療法（β遮断薬や冠拡張薬）や血行再建術が，拡張型心筋症などの心筋症を伴っていれば慢性心不全への薬物療法（レニン・アンジオテンシン系阻害薬やβ遮断薬など）を優先します．

次にカテーテルアブレーションの適応を検討します[2]．有症状で右室流出路や左脚後枝が起源のものや，症状の有無にかかわらずPVCが心機能低下の原因や増悪因子になっているものについては，カテーテルアブレーションの有効性と安全性が証明されており，薬物療法よりも優先されることが増えています．PVCが心機能低下の原因となっているものはPVC誘発性心筋症とよばれ，積極的な治療適応となることは知っておくとよいでしょう．一般的にPVCの頻度が1日に15〜20%以上の時に心機能の低下が生じることがあるとされており，最低でも1日に10%以上の頻度がなければ生じないと考えられています．PVCの頻度が1日に10%以上かそれ未満かというのを一つの指標として覚えておきましょう．なお，PVCが心機能低下の増悪因子になっているものには心室再同期療法を行っている心不全患者の両室ペーシング率の低下といったものも含まれます．その他，薬物治療に抵抗性のPVCについてもアブレーションの適応となります．

薬物療法が優先されるPVCとしては，有症状で心機能が保たれていて，右室流出路や左脚後枝が起源でないPVCがそれにあたります．その他，アブレーションの適応があるもののアブレーションを希望されない場合も，薬物療法の適応になります．

無症状で器質的心疾患の合併もないけれども，PVCが頻発している場合の対応に定まったものはありません．ホルター心電図で1日に10%以上の頻度で出現している場合には定期的な経過観察が推奨されます．特に20%を超すほどの頻度でPVCが出現していて，定期的な経過観察よりも治療介入を望む場合には，心機能低下をきたすリスクがあると考えてアブレーションを検討することもあります．しかし，予防的な薬物療法は通常行いません．

4. 薬物治療の実際

PVCの薬物治療の効果は必ずしも大きくありません．有効に治療できればPVCがほぼ消失するアブレーションとは違い，薬物療法ではPVCの頻度を何割か減少させる程度にとどまることも多く，90%以上の減少が得られる症例は

10 〜 35%とされます[14〜16]．PVC の薬物治療を行う場合，緊急性を要する病態ではないため急性期治療と慢性期治療で分けて考えることはありません．症状が強ければ静注薬で治療することはあるもののその選択肢は内服治療と同様に選択されることがほとんどです．例えば，撃発活動を機序とする流出路起源の PVC であればアデノシン三リン酸で抑制することが可能ですが，その半減期は短いため心室頻拍の停止や鑑別が目的でなければ使用することはありません．

　PVC の薬物治療は撃発活動であっても異常自動能であっても，β遮断薬とCa 拮抗薬が有効です．その副作用の少なさからも，心機能が正常な PVC には第一選択とされます[3, 17]．β遮断薬の種類は特に限定されませんが，筆者は慢性心不全に使用するビソプロロール（メインテート®）を第一選択としています．頓服で処方する場合はプロプラノロール（インデラル®）やメトプロロール（セロケン®）といった半減期の短いものを用います．また，QT 延長症候群のように β_1 非選択性のものが推奨される場合はナドロール（ナディック®）を使用します．Ca 拮抗薬は非ジヒドロピリジン系のベラパミル（ワソラン®）でもジルチアゼム（ヘルベッサー®）でも構いません．心機能がある程度保たれていてβ遮断薬や Ca 拮抗薬が無効の場合には，Na^+ チャネル遮断薬も選択肢になります．Ⅰb 群のメキシレチン（メキシチール®）は他薬剤よりも有効性が低い可能性もありますが，陰性変力作用が少ないため試しやすい選択肢です．Ⅰa 群のジソピラミド（リスモダン®）やⅠc 群のフレカイニド（タンボコール®）やプロパフェノン（プロノン®）も選択肢になりますが，催不整脈作用や陰性変力作用に注意が必要です．なお，Ⅲ群薬のアミオダロン（アンカロン®）やソタロール（ソタコール®）は K^+ チャネル以外にも作用することもあってPVC を抑制することが知られています．しかし，アミオダロンは甲状腺や肺への副作用のため，心機能の保たれた PVC には禁忌とされていますし，ソタロールも催不整脈作用のために PVC に使用することはまずありません．なお，催不整脈作用とは QT 延長などによる多形性心室頻拍や心室細動の誘因になることを指しています．いずれも PVC を抑制することを目的とした投薬の場合，そのリスクを上回るほどのベネフィットが期待される状況は限定的です．

　では，心機能低下を伴う PVC に対してはどうでしょうか．抗不整脈薬の多くは陰性変力作用を持つため，心不全の増悪に注意が必要です．Ca 拮抗薬や Na^+ チャネル遮断薬（特にⅠc 群）は禁忌とされています．この場合には，まずβ遮断薬，次にアミオダロンが選択肢になります．

　以上をまとめると PVC の治療選択は 図7 のようになります[2]．

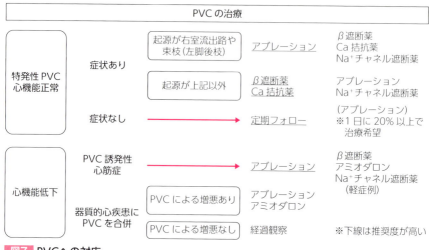

図7 PVCへの対応

なお，上述した薬剤のうちPVCとして**保険適用があるのはビソプロロール，プロプラノロールのみです**．Na$^+$チャネル遮断薬は心室性を含めた「頻脈性不整脈」に適応があります．ベラパミルやジルチアゼムは内服・静注ともに上室性の頻脈性不整脈にしか保険適用がなく，ソタロールやアミオダロンも心室頻拍や心室細動にしか保険適用がありません（アミオダロンの内服に関しては心不全に伴う心房細動にも適応があります）．

まとめ

PVCは，症状や器質的心疾患の有無とその頻度を評価する必要があります．まず，可逆的なリスク因子への介入や背景心疾患の治療を優先したうえで，PVCに対する治療を検討します．症状がある場合や心機能低下を伴う場合，頻発するPVCにアブレーションや薬物療法を行います．また，頻発性のPVCは心機能低下の原因にも増悪因子にもなりうるため，適切に評価して治療適応を検討する必要がある疾患ということも忘れないようにしましょう．PVC自体は心室頻拍や心室細動ほど緊急性も重症度もない疾患だからこそ，**治療によるリスクとベネフィットのバランスをしっかりととることが大切**です．

☑ 狙うチャネル：β受容体，Ca^{2+}チャネル，Na^+チャネル

→副作用リスクが低いβ遮断薬やCa拮抗薬が第一選択．無効例にはNa^+チャネル遮断薬も有効．

☑ 注意するチャネル：Ca^{2+}チャネル，Na^+チャネル

→器質的心疾患を伴う症例には，PVC抑制によるベネフィットが陰性変力作用を上回ると考えられる場合でなければ使用を控える．

■ Reference

1) 日本循環器学会/日本不整脈心電学会. 2022年改訂版 不整脈の診断とリスク評価に関するガイドライン. https://www.j-circ.or.jp/cms/wp-content/uploads/2022/03/JCS2022_Takase.pdf. 2024年7月閲覧

2) Zeppenfeld K, Tfelt-Hansen J, de Riva M, et al. ; ESC Scientific Document Group. 2022 ESC Guidelines for the management of patients with ventricular arrhythmias and the prevention of sudden cardiac death. Eur Heart J. 2022; 43: 3997-4126. PMID: 36017572

3) Marcus GM. Evaluation and management of premature ventricular complexes. Circulation. 2020; 141: 1404-18. PMID: 32339046

4) Cardiac Arrhythmia Suppression Trial（CAST）Investigators. Preliminary report: effect of encainide and flecainide on mortality in a randomized trial of arrhythmia suppression after myocardial infarction. N Engl J Med. 1989; 321: 406-12. PMID: 2473403

5) EP大学. 監修. 小竹康仁, 永嶋孝一, 編著. そのPVCはどこから？ 12誘導心電図からのアプローチ. 中外医学社: 2022.

6) Nogami A, Komatsu Y, Talib AK, et al. Purkinje-related ventricular tachycardia and ventricular fibrillation: solved and unsolved questions. JACC Clin Electrophysiol. 2023; 9: 2172-96. PMID: 37498247

7) Lown B, Wolf M. Approaches to sudden death from coronary heart disease. Circulation. 1971; 44: 130-42. PMID: 4104697

8) Rosso R, Hochstadt A, Viskin D, et al. Polymorphic ventricular tachycardia, ischaemic ventricular fibrillation, and torsade de pointes: importance of the QT and the coupling interval in the differential diagnosis. Eur Heart J. 2021; 42: 3965-75. PMID: 33693589

9) Boukens BJ, Coronel R, Christoffels VM. Embryonic development of the right ventricular outflow tract and arrhythmias. Heart Rhythm. 2016; 13: 616-22. PMID: 26586454

10) Iqbal M, Putra ICS, Kamarullah W, et al. Revisiting exercise-induced premature ventricular complexes as a prognostic factor for mortality in asymptomatic patients: a systematic review and meta analysis. Front Cardiovasc Med. 2022; 9: 040604. PMID: 36247448

11) Dejgaard LA, Skjølsvik ET, Lie ØH, et al. The mitral annulus disjunction arrhythmic syndrome. J Am Coll Cardiol. 2018; 72: 1600-9. PMID: 30261961

12) Hoogendijk MG, Géczy T, Yap SC, et al. Pathophysiological mechanisms of premature ventricular complexes. Front Physiol. 2020; 11: 406. PMID: 32528299

13) Lee AKY, Andrade J, Hawkins NM, et al. Outcomes of untreated frequent premature ventricular complexes with normal left ventricular function. Heart. 2019; 105: 1408-13. PMID: 31142596

14) De Silva K, Haqqani H, Mahajan R, et al. Catheter ablation vs antiarrhythmic drug therapy for treatment of premature ventricular ccomplexes: a systematic review. JACC Clin Electro-

physiol. 2023; 9: 873-85. PMID: 37380322

15） Kojić D, Radunović A, Bukumirić Z, et al. Idiopathic premature ventricular complexes treatment: comparison of flecainide, propafenone, and sotalol. Clin Cardiol. 2023; 46: 1220-6. PMID: 37533168

16） van der Ree MH, van Dussen L, Rosenberg N, et al. Effectiveness and safety of mexiletine in patients at risk for（recurrent）ventricular arrhythmias: a systematic review. Europace. 2022; 24: 1809-23. PMID: 36036670

17） 日本循環器学会 / 日本不整脈心電学会. 2020 年改訂版 不整脈薬物治療ガイドライン. https://www.j-circ.or.jp/cms/wp-content/uploads/2020/01/JCS2020_Ono.pdf. 2024 年 7 月 閲覧

〈高麗謙吾〉

2 心室性不整脈

2. 心室頻拍

☑ 狙うチャネル：K^+チャネル，β受容体，Ca^{2+}チャネル，Na^+チャネル
☑ 注意するチャネル：K^+チャネル，β受容体，Ca^{2+}チャネル，Na^+チャネル

心室頻拍（ventricular tachycardia: VT）は機序や状況によって抗不整脈薬のターゲットが異なります．特に，器質的心疾患に伴う VT は心機能が低下していることが多いため，陰性変力作用が強くない K^+ チャネル遮断薬を中心に選択します．

1. 心電図の特徴

VT はヒス束より下流の刺激伝導系あるいは心室筋（作業心筋）から生じる QRS 幅の広い頻拍です．3 連発以上の心室期外収縮の連発を VT と定義し，特に 30 秒以上持続するものは**持続性 VT** とよびます **図1** ．

2. 原因・病因

2-1▶VT の原因と基礎疾患

VT には様々な病因や誘因が存在し，使用する薬剤を考慮するうえで VT の機序推定は重要です．VT は，背景にある**器質的心疾患の有無**をもとに考えます．

病因となる器質的心疾患は，①虚血性心疾患，②心筋症（肥大型心筋症，拡張型心筋症，不整脈原性右室心筋症），③心筋炎，④先天性心疾患（主に術後），⑤僧帽弁逸脱症などがあります．器質的心疾患をベースにした VT の機序はほとんどがリエントリーです．一方，器質的心疾患がないものを**特発性 VT** とよび，その機序と起源には傾向があります **表1** ．

その他，VT の誘因として，①電解質異常：低カリウム，低マグネシウム血

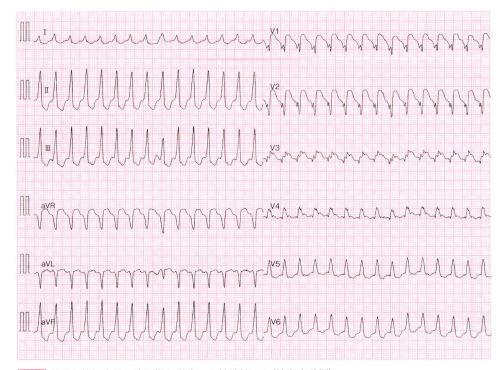

図1 前壁心筋梗塞後の遠隔期に発生した持続性VT（筆者自験例）
脈ありVTであったためアミオダロン静注を使用したが停止せず，電気的除細動を実施．後日，カテーテルアブレーションを行い，以後5年再発なし．

症，②酸塩基平衡異常，③自律神経平衡異常（交感神経活性の亢進），④抗不整脈薬の副作用（催不整脈作用）などがあり，それらに対処することでVTが抑制されることも多く経験します．

2-2 ▶ 作用機序から考える抗不整脈薬の狙い

VTの機序は他の不整脈と同様，①リエントリー（興奮旋回），②異常自動能（自動能亢進），③トリガードアクティビティ（撃発活動）に分けられます．

❖ リエントリー（興奮旋回）

リエントリー時，興奮波は最後尾に不応期を残して旋回します．そのため，先頭と最後尾の間に興奮間隙が存在します 図2A ．抗不整脈薬は伝導速度を低下させ，緩徐伝導路内の伝導ブロックを引き起こすことでリエントリーを停止さ

表1 特発性VTの分類 (文献1,2をもとに筆者作成)

機序による分類
　1 ベラパミル感受性（リエントリー）
　2 アデノシン感受性（トリガードアクティビティ）
　3 プロプラノロール感受性（異常自動能）

起源による分類（主な機序）
　1 ベラパミル感受性左室VT（リエントリー）
　　左脚後枝領域VT
　　左脚前枝領域VT
　2 プルキンエ起源巣状VT（異常自動能・トリガードアクティビティ）
　3 右室流出路起源VT（いずれも）
　　肺動脈起源VT
　4 左室流出路起源VT（いずれも）
　　冠動脈洞（冠尖）起源VT
　　左室流出路心外膜（LV summit）起源VT
　5 三尖弁輪起源VT（いずれも）
　6 僧帽弁輪起源VT（いずれも）
　7 房室弁輪後中隔（LV crux, PSP-LV）起源VT（いずれも）

postero-superior process of left ventricle: PSP-LV

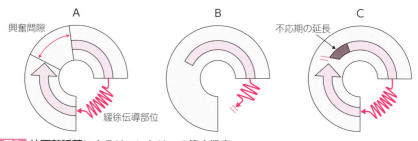

図2 抗不整脈薬によるリエントリーの停止機序
A: リエントリー持続中，興奮が入り込める不応期から脱した間隙（興奮間隙）が存在する．
B: 薬剤により緩徐伝導部位が伝導抑制されると，リエントリーは停止する．
C: 薬剤で延長した不応期に興奮波の先頭が到達すると，リエントリーは停止する．

せます 図2B ．不応期を延長させる抗不整脈薬を使用し興奮間隙を短くさせることで，興奮波の先頭を不応期に追いつかせ，リエントリーを停止させることもできます 図2C ．

❖ 異常自動能（自動能亢進）

　異常自動能の発生は，低カリウム血症や心筋虚血などが原因となります．浅い膜電位では少量の Ca^{2+} の流入などで活動電位が発生します．そのため, 薬理

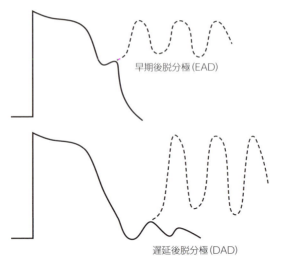

図3 トリガードアクティビティ EADとDAD

学的にCa拮抗薬が有効です．また，β遮断薬やNa⁺チャネル遮断薬が有効な場合があります．これはβ遮断薬やNa⁺チャネル遮断薬が，それぞれL型Ca^{2+}チャネルやNa^+-Ca^{2+}交換系を介してCa^{2+}の流入を抑制することによるものと考えられています．

❖ トリガードアクティビティ（撃発活動）

トリガードアクティビティとは，引き金となる電気刺激（trigger）により異常な活動電位が誘発されることで，撃発活動ともよばれます．トリガードアクティビティには**早期後脱分極**（early afterdepolarization: EAD）と**遅延後脱分極**（delayed afterdepolarization: DAD）によるものがあります 図3 ．

EADは，QT延長に伴うTorsade de Pointes（TdP）に代表されます．活動電位の異常な延長がベースとなり，延長した膜電位の浅い時間にCa^{2+}流入などをきっかけとして活動電位が発生します．DADは，ジギタリス中毒，交感神経刺激，虚血および再灌流などに代表される，細胞内Ca^{2+}の増加と，それに伴う筋小胞体からのCa^{2+}放出が原因で生じます．ともに細胞内Ca^{2+}増加が関与し，Ca^{2+}電流の流入を抑制する（Ca拮抗薬，β遮断薬，Na⁺チャネル遮断薬など）薬剤が有効です．

またアデノシンは，リエントリーや異常自動能には無効ですが，β刺激による一部のCaオーバーロードを抑制します．VT停止を目的に使用することは稀

ですが，Ca オーバーロードに起因したトリガードアクティビティを鑑別する手段として用いることがあります．

3. 薬物治療の適応

3-1 ▶ VT 治療の考え方

VT に出会ったら，まずは直ちに患者の意識と血行動態を把握して，一次および二次救命処置を考慮しましょう．

脈なし VT（pulseless VT）であった場合は心肺蘇生処置を行いつつ電気的除細動を行い，VT が繰り返し発生する場合は抗不整脈薬の使用を考慮します．脈が触れる VT の場合は，抗不整脈薬の静注もしくは QRS 波に同期させた電気的除細動で洞調律に復帰させます．

二次救命処置で推奨される抗不整脈薬は，アミオダロン静注，リドカイン静注です[3]．日本ではそれに加えて，ニフェカラントを使用する場合もあります．VT は血行動態が不安定な場合が多く，即座の判断と治療選択を迫られるため，普段から薬物への理解は大切です．

3-2 ▶ VT に合わせた薬物の選択

❖ 特発性 VT の場合 図4

VT 波形でその機序を推定できるケースがあり，対応した薬剤選択が推奨されます．最も多い左脚ブロック＋右軸偏位（下方軸）の VT は，流出路起源 VT に分類され，機序は主に異所性自動能，トリガードアクティビティです．右脚ブロック＋左軸偏位の VT は，左脚後枝領域のリエントリー性 VT の可能性が高くベラパミルが有効で，無効な場合は後乳頭筋起源 VT と推定され β 遮断薬が推奨されます．

❖ 器質的心疾患に伴う VT の場合 図5

VT 急性期は，循環動態安定性にかかわらず，アミオダロン，ニフェカラント，ランジオロールが選択肢にあがります．循環動態が安定している VT については，プロカインアミドの有効性と安全性も報告されています．維持期，心機能低下がある場合の薬剤使用は，アミオダロンと β 遮断薬に制限されます．

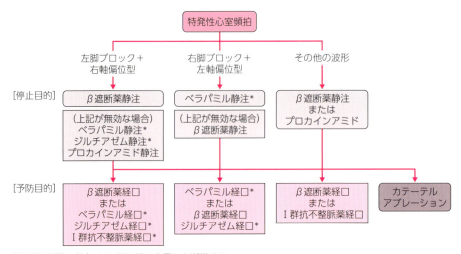

図4 特発性心室頻拍の停止および予防目的で使用される薬物の選択のフローチャート
〔日本循環器学会 / 日本不整脈心電学会．2020年改訂版 不整脈薬物治療ガイドライン．https://www.j-circ.or.jp/cms/wp-content/uploads/2020/01/JCS2020_Ono.pdf．2024年9月閲覧〕

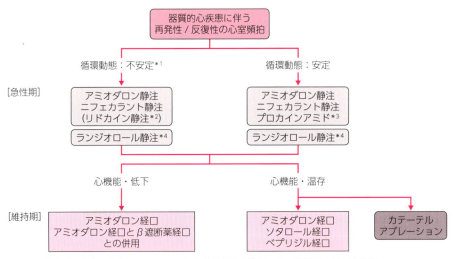

*1：血行動態が不安定の場合は，すみやかに電気的除細動を施行できる環境下で薬剤を使用
*2：他の抗不整脈薬が使用できない場合の代替薬
*3：持続性単形性心室頻拍の場合に限る
*4：少量から漸増して使用する

図5 器質的心疾患に合併する再発性 / 反復性の心室頻拍に対して使用される薬物の選択
〔日本循環器学会 / 日本不整脈心電学会．2020年改訂版 不整脈薬物治療ガイドライン．https://www.j-circ.or.jp/cms/wp-content/uploads/2020/01/JCS2020_Ono.pdf．2024年9月閲覧〕

4. 薬物治療の実際

❖ リドカイン（キシロカイン®）

Vaughan Williams 分類の I b 群に分類され，チャネルとの結合解離速度が速い（fast kinetics）不活性化 Na^+ チャネル遮断薬です．心室性不整脈に有効で，陰性変力作用は強くありません．心筋虚血やアシドーシスなど**不活性化状態になった Na^+ チャネルが増える病態**で有効です．そのため，虚血性心疾患や急変時の病態に合併した VT の停止に第一選択で使用します．

具体的な投与方法
- **用法・用量**：通常 1 〜 1.5 mg/kg を 1 〜 2 分かけて静注します．効果が乏しい時は同量を追加投与します．必要に応じて 1 〜 2 mg/kg/ 時間を持続点滴します．
- **代謝**：70 〜 90％が肝代謝で，半減期は 2 時間以内です．
- **副作用**：刺激伝導系の抑制（房室ブロック，洞性徐脈など），中枢神経作用（意識障害，振戦，めまい，眠気，嘔気など）に注意が必要です．

❖ メキシレチン（メキシチール®）

Vaughan Williams 分類の I b 群に分類され，リドカインと同じく不活性化 Na^+ チャネル遮断薬です．経口薬で使用する場合がほとんどです．

具体的な投与方法
- **用法・用量**：内服では 1 日 300 mg より開始し，効果が不十分な場合は 1 日 450 mg まで増量します．
- **代謝**：肝臓で代謝され，腎臓から排泄されます．半減期は約 10 時間と長めです．
- **副作用**：食思不振，胸焼け，しびれなどの症状がしばしばあるため注意が必要です．

---

2 心室頻拍

表2 アミオダロンの急性効果と慢性効果 （Kodama I, et al. Am J Cardiol. 1999; 84: 20R-28R[4] より）

	イオンチャネル						受容体				ポンプ	臨床効果			心電図所見		
	Na			Ca	K	I_f	α	β	M_2	A_1	Na^+-K^+-ATPase	左室機能	洞調律	心外性副作用	PR	QRS	JT
	fast	med	slow														
急性作用	❶			●	●		●	●				↓	↓→	●	↑	↑→	→
							I_{Kr}, $I_{K,ACh}$, $I_{K,Na}$, $I_{K,ATP}$										
慢性作用				●	●						●	→	↓	●	→	→	↑
							I_{Ks}, I_{to}										

遮断作用の相対的強さ： ●＝低い， ●＝中等， ●＝高い
❶: 不活性化チャネルブロック

❖ アミオダロン（アンカロン®）

　Vaughan Williams 分類のⅢ群に分類される K^+ チャネル遮断薬ですが，Na^+ チャネル遮断作用，Ca^{2+} チャネル遮断作用，α 受容体遮断作用，β 受容体遮断作用など多様な作用を持ちます．また，アミオダロンの効果は**急性作用**と**慢性作用**で異なります **表2**．

〈急性効果〉

　Na^+ チャネル，L 型 Ca^{2+} チャネル，K^+ チャネル遮断効果が中心です．Na^+ チャネルへの影響は不活性化チャネル遮断作用が主で，fast drug であることからⅠb 群に似て陰性変力作用は強くありません．K^+ チャネルへの影響は早い活性化を示す遅延整流性 K^+ 電流（I_{Kr}）チャネル，アセチルコリン感受性 K^+ チャネル（$I_{K.Ach}$ チャネル）遮断作用が中心です．特に急性期は I_{Kr} チャネルを遮断するため，徐脈時には QT 延長を呈することがあります．

〈慢性効果〉

　K^+ チャネル遮断効果が主体で，Na^+ チャネルと Ca^{2+} チャネルに対する遮断作用は弱くなります．**慢性効果では緩徐に活性化する遅延整流性 K^+ 電流（I_{Ks}）チャネル遮断作用が主体**となり，頻拍時にも効果が相対的に減弱することがないため，VT 時に有利に働きます．また，I_{Ks} チャネル遮断作用による活動電位持続時間（action potential duration：APD）の延長により第 2 相での Ca^{2+} 流入が増加し，弱い Na^+-K^+ ポンプ抑制作用を持つためジギタリスと同様の機序で弱い強心作用を持ちます．また，α，β 受容体遮断作用も加わり，心機能改善，心保護作用が期待できます．

具体的な投与方法

アミオダロンの投与方法は複雑です. 使用する際は必ず事前に薬物添付文書を確認してください. 脂溶性が高いため, 慢性期は肝臓, 骨髄, 脂肪などに多く取り込まれ蓄積します. そのため消失半減期は 14 〜 107 日と非常に長く, 肝代謝のため腎機能障害があるケースでも使用できます. また蛋白結合率が高いため透析で除去されず, 透析患者でも用量は変更しません.

〈静脈投与〉

- **用法・用量**: アンカロン®注 (150 mg/3 mL) 2.5 mL を 5%ブドウ糖液 100 mL で溶解し, 600 mL/ 時間で 10 分間投与（初期急速投与, 125 mg）. つづいて, 5A を 5%ブドウ糖液 500 mL に溶解し, 33 mL/ 時間で 6 時間投与（負荷投与, 300 mg）. その後, 17 mL/ 時間に変更し（維持投与）, 持続静注します. 二次救命処置においては, 5%ブドウ糖液で希釈して 300 mg のボーラス投与が, 必要時には追加 150 mg 投与が使用可能です.

- **注意**: 静注では血圧低下が最も多く, 徐脈, 心室性不整脈の悪化, 心不全の悪化などがあり, 十分な注意が必要です.

  ペースメーカや ICD が植込まれているケースでは, 急激なペーシング閾値の上昇が起こる場合や, VT の徐拍化によって治療範囲を下回って適切な治療が行われない場合があるため注意が必要です.

〈経口投与〉

- **用法・用量**: 経口投与の場合は臨床的に有用性が確認されるまで, 開始後から約 14 日間の時間を要します. 導入期は, 1 日 400 mg を 7 〜 14 日間投与し, その後 1 日 100 〜 200 mg を維持投与量とします.

- **注意**: 静注から経口投与への移行を行う際, 内服開始と同時に静注を中止すると血中濃度が大きく低下することが知られています. 経口薬を維持量で開始する場合は静注をオーバーラップして投与する方法や, 静注を中止後は経口薬を導入期量で開始する方法が有効と考えられますが, 個々の状況で異なるため慎重な判断が求められます. 筆者の場合, 数日 〜 1 週間は静注と経口投与を重ねて使用するようにしています.

〈副作用〉

アミオダロンは, 他の抗不整脈薬に比べて**心臓以外の副作用**が多く, 見逃すと致死的なものがあるため注意が必要です. 間質性肺炎などの肺毒性は特に重要で, その頻度は 5%前後, 死亡率は 5 〜 10%とされています. 投与し半年〜 1 年以降に多く, 維持投与量と関連するとされます. 定期的に胸部 X

線撮影，肺機能検査（肺拡散能），血液生化学検査（炎症反応，LDH，KL-6，SP-A，SP-D など）を行います．各検査の推奨頻度については製薬会社からも公表されているため一度確認をしておいてください．診察時の肺雑音と自覚症状は早期診断の感度が高いため，身体所見も重要です．

また，甲状腺機能低下については，ほぼ必発ですが，甲状腺ホルモン補充療法の適応は TSH 値を基準にします．甲状腺機能亢進症が発生した場合は，背景に甲状腺基礎疾患（自己抗体）があるかどうかがアミオダロン中止の判断基準になるため，投与前には必ず評価してください．その他，肝障害，角膜沈着，光線過敏症などがあります．最近は使用頻度が減りましたが，ワルファリンの効果を増強するため PT-INR の検査も重要です．

❖ ソタロール（ソタコール®）

Vaughan Williams 分類のⅢ群に分類される K^+ チャネル遮断薬で，β 受容体遮断作用も持っています．I_{Kr} チャネルを遮断するため，**逆頻度依存性の QT 延長**が起こりやすく，QTc が 550 ms 以上に延長した場合は減量，中止します．

β 受容体遮断作用は β_1 非選択性で，プロプラノロールの約 1/3 です．低濃度では K^+ チャネル遮断作用よりも β 受容体遮断作用が相対的に強くなります[5]．β 受容体遮断作用は I_{Ks} を抑制するため，結果的に I_{Kr} 遮断効果を強めます．β 受容体遮断作用による陰性変力作用はありますが，K^+ チャネル遮断作用による APD 延長のため，β 遮断薬単体より陰性変力作用は弱いとされます[6]．

具体的な投与方法

- **用法・用量**：1 日 80 mg から経口投与し，効果が不十分な場合は 1 日 320 mg まで増量可能です．
- **代謝**：ソタロールは代謝を受けず，腎臓から主に排泄され，半減期は 7 〜 11 時間です．
- **注意**：ソタロールはアミオダロンと比較し，短期間で有効性を評価できるという利点がありますが，腎機能障害症例では注意が必要です．

❖ ニフェカラント（シンビット®）

Vaughan Williams 分類のⅢ群に分類される K^+ チャネル遮断薬で選択的に I_{Kr} を抑制し，APD 延長と不応期延長作用があります．Na^+ チャネル，Ca^{2+} チャネル，β 受容体の遮断作用はなく，心機能低下例でも使用可能です．

薬理作用から予想される通り，VT の停止効果よりも予防効果の方が高いことが示されており[7]，ニフェカラントの投与のみで VT が停止しない場合は電気的除細動を前向きに検討すべきです．注意点として，ソタロールと同様に，ニフェカラントは**逆頻度依存性**の活動電位延長作用があります[8]．I_{Kr} チャネル遮断の影響は徐脈時に強くなり不応期を大きく延長し，頻脈時には不応期の延長効果が弱くなります．VT が停止した後，洞調律による徐拍化で想定以上に QT 時間が延長し，**薬剤性 TdP の原因になることがあり注意が必要です**．VT 時に停止目的で使用する時よりも，心拍数が遅い洞調律時に予防的目的で使用する時の方が，QT 時間を確認しながら量を調整できるため安全です．また，ニフェカラントは**除細動閾値低下作用**があるため[9]，電気的除細動抵抗性の VT/VF において前投与することで除細動が可能となる場合があります．

具体的な投与方法

- **用法・用量**：静注する場合は 0.3 mg/kg を 5 分かけて心電図監視下でゆっくりと投与します．維持投与する時は，0.2~0.4 mg/kg/ 時間で投与し，QTc が 550 ms を超えた場合，減量もしくは中止します．
- **代謝**：肝臓と腎臓で代謝，排泄されます．半減期は 0.3 mg/kg の静注で約 1.5 時間です．

まとめ

VT に有効な薬剤は病態ごとに多様で，それぞれ注意点がたくさんあります．一つずつ確実に要点を押さえて，薬剤は慎重に使用してください．

VT がなかなか抑制されない時は，原因になっている病態と心疾患を，一歩引いた視点で考えながら，常に薬剤「以外」の選択肢も忘れずに．

☑ **狙うチャネル**

K^+チャネル，β受容体，Ca^{2+}チャネル，Na^+チャネル

→器質的心疾患の有無，VT 波形をもとに薬剤を選択.

☑ **注意するチャネル**

K^+チャネル

→多量投与による QT 過延長に注意.

β受容体，Ca^{2+}チャネル，Na^+チャネル

→陰性変力作用（心機能抑制）に注意，心機能低下症例では使用を控える.

■ Reference

1) Nogami A. Idiopathic left ventricular tachycardia: assessment and treatment. Card Electrophysiol Rev. 2002; 6: 448-57. PMID: 12438827

2) Nogami A, Tada H. Idiopathic left ventricular tachycardias. In: Wilber DJ, Packer DL, Stevenson WG, editors. Catheter Ablation of Cardiac Arrhythmias: Basic Concepts and Clinical Applications, 3rd Edition. Malden: Blackwell; 2007. p.298-313.

3) Panchal AR, Bartos JA, Cabañas JG, et al.; Adult Basic and Advanced Life Support Writing Group. Part 3: Adult basic and advanced life support: 2020 American Heart Association guidelines for cardiopulmonary resuscitation and emergency cardiovascular care. Circulation. 2020;142（16_suppl_2）:S366-S468. PMID: 33081529

4) Kodama I, Kamiya K, Toyama J. Amiodarone: ionic and cellular mechanisms of action of the most promising class III agent. Am J Cardiol. 1999; 84: 20R-28R. PMID: 10568656

5) Nattel S, Feder-Elituv R, Matthews C, et al. Concentration dependence of class III and beta-adrenergic blocking effects of sotalol in anesthetized dogs. J Am Coll Cardiol. 1989; 13: 1190-4. PMID: 2564401

6) Hohnloser SH, Zabel M, Krause T, et al. Short- and long-term antiarrhythmic and hemodynamic effects of d,l-sotalol in patients with symptomatic ventricular arrhythmias. Am Heart J. 1992; 123: 1220-4. PMID: 1575137

7) 松田直樹, 笠貫　宏. ニフェカラントと心室性不整脈. 臨床成人病. 2001; 31: 1429-32.

8) Hondeghem LM, Snyders DJ. Class III antiarrhythmic agents have a lot of potential but a long way to go. Reduced effectiveness and dangers of reverse use dependence. Circulation. 1990; 81: 686-90. PMID: 2153477

9) Murakawa Y, Yamashita T, Kanese Y, et al. Can a class III antiarrhythmic drug improve electrical defibrillation efficacy during ventricular fibrillation? J Am Coll Cardiol. 1997; 29: 688-92. PMID: 9060912

〈西内　英〉

2 心室性不整脈

3. 心室細動

> ☑ 狙うチャネル：K⁺チャネル，不活性化 Na⁺チャネル，β受容体
> ☑ 注意するチャネル：K⁺チャネル，β受容体

1. 心電図の特徴

　心室細動は，心停止時の心電図所見として最も頻度が高く，**無秩序な心室興奮を呈します** 図1 ．特に QT 延長症候群の際に出現する QRS 軸がねじれるような波形を呈するものを TdP（Torsade de Pointes）とよびます 図2 ．

2. 原因・病因

　心室細動の原因には，大きく分けて以下の2つがあります．

❶ 心筋梗塞などの器質的心疾患に伴う病的心筋（伝導遅延部位）を有し，まず心室頻拍が発生し，それが心室細動に移行するもの．

❷ QT 延長症候群，ブルガダ症候群，カテコラミン誘発多形性心室頻拍（catecholamine-induced polymorphic ventricular tachycardia: CPVT）などの特殊疾患に伴うもの．心筋イオンチャネルの遺伝子異常による．

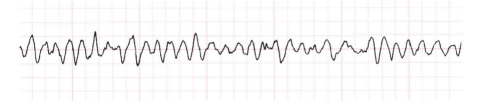

図1　心室細動

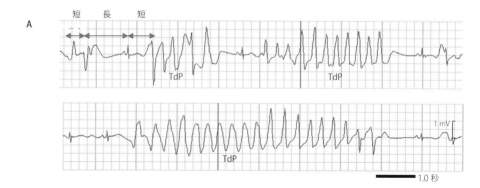

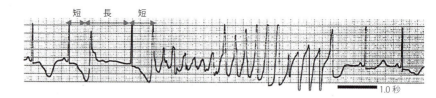

図2 多形性心室頻拍（TdP）のモニター心電図

A：先天性 QT 延長症候群（LQT2 型）患者の失神発作時のモニター心電図．Short-long-short の R-R 間隔の変化のあとに QRS 軸がねじれるような（矢印）波形が特徴の多形性心室頻拍（TdP）が出現

B：2 次性（薬剤性）QT 延長による TdP．ジソピラミド（300 mg/ 日）内服後に生じた TdP．先天性 LQTS と同様に short-long-short の R-R 間隔変化のあとに発生している

（日本循環器学会 / 日本不整脈心電学会．2020 年改訂版 不整脈薬物治療ガイドライン．http://www.j-circ.or.jp/cms/wp-content/uploads/2020/01/JCS2020_Ono.pdf．2024 年 7 月閲覧）

3. 薬物治療の適応

　心室細動は急激な心拍出量の低下をきたし，意識消失および心停止に至るきわめて重篤な不整脈です．原因が何であっても，まずは直ちに心肺蘇生（cardiopulmonary resuscitation: CPR）を施行しましょう．そのうえで，薬物療法を行います．治療のフローチャートを 図3 に示します．このフローチャートでは，基礎疾患の如何にかかわらず共通する薬物療法を示しています．CPR をしつつ，基礎疾患がわかっている場合は，それに応じた薬剤選択を追加していきます．

4. 薬物治療の実際

　CPR での第一選択薬剤は，強力な血管収縮作用を有するアドレナリンです．

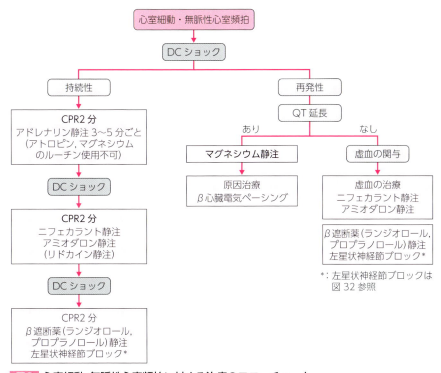

図3 心室細動・無脈性心室頻拍に対する治療のフローチャート
（日本循環器学会 / 日本不整脈心電学会，2020年改訂版 不整脈薬物治療ガイドライン．http://www.j-circ.or.jp/cms/wp-content/uploads/2020/01/JCS2020_Ono.pdf．2024年7月閲覧）
※図32は出典ガイドラインを参照のこと．

これは抗不整脈薬には分類されませんので，説明は割愛します．

4-1▶チャネルで考える心室細動薬物治療

まずは薬物治療の実際を，狙いたいチャネル別に説明します．

❖ K^+チャネル

心室細動はリエントリー性頻拍です．最も狙いたいチャネルはK^+チャネルです．K^+チャネルをブロックすると次の再分極に時間がかかるようになり，不応期が延長します．その結果，次の脱分極ができなくなり，不整脈が停止しやすくなるのです．

一方で，再分極に時間がかかるようになるので，QTが延長します．過度なQT延長はTdPを誘発してしまう可能性があります．いったん除細動され洞調

律になった後の，心室細動再発予防の段階では，過度な QT 延長に注意しましょう．

その他に狙いたいチャネルは，不活性化 Na^+ チャネルと β 受容体です．

❖ 不活性化 Na^+ チャネル

心臓の神経膜の不活性化 Na^+ チャネルを遮断すると，活動電位の立ち上がり速度が減少します．さらに，心房・心室の伝導性が低下し，Na^+ チャネル不活性化回復遅延をきたし，相対不応期が延長します．活性化中に遮断しないので，**心機能にあまり影響を与えないのが特徴です**．

❖ β 受容体

様々な理由により交感神経が亢進すると，細胞内 Ca^{2+} が増加し，K^+ チャネルの活性化によって不応期が短縮し，不整脈が発生しやすくなります．β 遮断薬はこれらへ抑制的に働くことで，抗不整脈効果を発揮します．

虚血性心疾患では虚血領域に不均一な交感神経の除神経が起こり，局所的な不応期の不均衡が生じ，リエントリーが発生しやすくなります．β 遮断薬はこの**不応期のばらつきを軽減することができます**．

自動能が亢進して心室期外収縮が多発し，それが心室細動のきっかけ（いわゆる R on T）となることがあります．β 遮断薬はこの**自動能を抑制する働きも**あります．

4-2 ▶ 各抗不整脈薬の使用方法と注意点

ここからは，実際に使用する抗不整脈薬を中心に，使用方法と注意点を説明します．

以下の 4 つの薬剤がメインとなります．

❶ アミオダロン（K^+ チャネル遮断がメインですが，他にも β 受容体，Na^+ チャネル，Ca^+ チャネルも遮断します）
❷ ニフェカラント（純粋な K^+ チャネル遮断）
❸ リドカイン（不活性化 Na^+ チャネル遮断）
❹ β 遮断薬（交感神経 β 受容体遮断）

上記の抗不整脈薬は心拍再開（return of spontaneous circulation: ROSC），生存入院の増加と関連しますが，残念ながら長期生存または神経学的転帰を改善させることは証明されていません．アミオダロン注射薬，リドカイン，ニフ

ェカラントは ROSC に有益ですが生存退院は改善しなかったとの報告があります[1]. 本邦の多施設観察研究では，ニフェカラント，アミオダロン，リドカインいずれかの抗不整脈薬を投与すると，1ヵ月生存率が高値でしたが，神経学的転帰については不明でした[2].

それでは，ひとつひとつ見ていきましょう.

❖ アミオダロン（アンカロン®）

Vaughan Williams 分類のⅢ群に分類される K^+ チャネル遮断薬です．それに加えて，Na^+ チャネル遮断作用，Ca^+ チャネル遮断作用，α 受容体遮断作用，β 受容体遮断作用など多様な作用を併せ持ちます．また，効果が急性作用と慢性作用で異なるのも特徴です.

〈急性効果〉

Na^+ チャネル，L型 Ca^+ チャネル，K^+ チャネル遮断効果が中心です．Na^+ チャネルは不活性化チャネル遮断作用が主なので，Ⅰb群に似て陰性変力作用は強くありません．K^+ チャネルへ影響するので，QT が延長することがあります.

〈慢性効果〉

K^+ チャネル遮断効果が主体です．さらに，α，β 受容体遮断作用も加わり，心機能改善，心保護作用が期待できます.

わが国の多施設コホート研究とレビューでは，アミオダロンの投与量は 300mg よりも 125～150mg が効果と副作用軽減の面で優れている可能性が示されています[3,4].

アミオダロンは様々な心外性副作用を有します．甲状腺機能障害（機能亢進症と低下症），肺合併症（間質性肺炎など），肝障害，眼合併症（視神経炎），皮膚炎（光線過敏症）などです．このうち肺合併症は約3%に認められ[5]，死亡率は5～10%とされます[6]．投与開始後，多くは12～60ヵ月後にかけて発生することが多いです．加齢や高用量維持，活性代謝物のデスエチルアミオダロンの血中濃度高値，治療前の肺拡散能低下などが危険因子です[7]．アミオダロンの投与に際しては，甲状腺機能や KL-6，サーファクタント蛋白（SP）-A や D などを調べておきましょう．肺合併症の検出には，呼吸音聴診と胸部 X 線や胸部 CT の撮像が有用です．心不全患者では，臓器血流量や糸球体濾過率などが刻々と変化し，薬物動態に影響するため，思わぬ有害事象が出現することがあります．血中濃度モニタリングは副作用回避に役立ちます[8].

前項（「心室頻拍」西内先生）にもわかりやすく記載されていますので，ご参照くださいね.

具体的な投与方法

アンカロン®注（150 mg/3 mL）2.5 mL を5%ブドウ糖液 100 mL で溶解し，600 mL/ 時間で 10 分間投与（初期急速投与，125 mg）します. 引き続き，5 A を5%ブドウ糖液 500 mL に溶解し，33 mL/ 時間で 6 時間投与（負荷投与，300 mg）します. さらにその後は，17 mL/ 時間に変更し（維持投与），持続静注します.

❖ ニフェカラント（シンビット®）

Vaughan Williams 分類の III 群に分類される K^+ チャネル遮断薬です. 選択的に K^+ チャネルを遮断し，不応期を延長させます. Na^+ チャネル，Ca^{2+} チャネル，β 受容体の遮断作用はありませんので，心機能低下例でも使用可能です. 徐脈時の QT 延長による TdP に注意が必要です.

ニフェカラントは，入院生存を改善する可能性が示されています. 要因として，除細動成功までの時間がアミオダロンに比して短いことが考えられます[9, 10]. わが国においてはニフェカラントの有用性を示す報告が多いです.

具体的な投与方法

- **用法・用量**：静注する場合は 0.3 mg/kg を 5 分かけて心電図監視下でゆっくりと投与します. 維持投与する時は，0.2~0.4 mg/kg/ 時間で投与し，QTc が 550 ms を超えた場合，減量もしくは中止します.
- **代謝**：肝臓と腎臓で代謝，排泄されます. 半減期は 0.3 mg/kg の静注で約 1.5 時間です.

❖ リドカイン（キシロカイン®）

Vaughan Williams 分類の I b 群に分類され，不活性化 Na^+ チャネル遮断薬です. 心室性不整脈に有効で，陰性変力作用は強くありません. 心筋虚血やアシドーシスなど不活性化状態になった Na^+ チャネルが増える病態で有効です. そのため，虚血性心疾患や急変時の病態に合併した VT の停止に使用します.

> **具体的な投与方法**
> ・**用法・用量**：通常 1 ～ 1.5 mg/kg を 1 ～ 2 分かけて静注します．効果が乏しい時は同量を追加投与します．必要に応じて 1 ～ 2 mg/kg/ 時間を持続点滴します．
> ・**代謝**：70 ～ 90％が肝代謝で，半減期は 2 時間以内です．

❖ β遮断薬

Vaughan Williams 分類の II 群に分類されます．

様々な理由により交感神経が亢進すると，細胞内 Ca^{2+} が増加し，緩徐に活性化する遅延整流性 K^+ 電流（I_{Ks}）チャネルの活性化による不応期の短縮をきたし，不整脈が発生しやすくなります．β遮断薬はこれらへ抑制的に働くことで，抗不整脈効果を発揮します．

さらに，虚血性心疾患では虚血領域に不均一な交感神経の除神経が起こり，局所的な不応期の不均衡が生じ，リエントリーが発生しやすくなります．β遮断薬はこの不応期のばらつきを軽減することができます．

静注で実際に使用するメインとなるのは，ランジオロール（オノアクト®）です．

> **具体的な投与方法　ランジオロール**
> 1 μg/kg/ 分の速度で静脈内持続投与を開始します．投与中は心拍数, 血圧を測定し 1 ～ 10 μg/kg/ 分の用量で適宜調節します．効果不十分な場合には，最大 40 μg/kg/ 分まで増量できます．

4・3 基礎疾患から考える心室細動薬物治療

ここからは，基礎疾患がわかっている心室細動に対して，特徴的な治療をまとめていきましょう．

❖ QT 延長症候群

QT 延長症候群（long QT syndrome: LQTS）は，QT 間隔の延長と TdP を認め, 失神や突然死を引き起こします [11, 12)]．TdP のような特徴的な多形性心室頻拍を診た場合は, 背景疾患として LQTS を考えましょう 図2A．LQTS は先天性（遺伝性）と二次性（後天性）に分けられます．先天性 LQTS は遺伝子発

現異常が原因となるものです．二次性 LQTS は通常の心電図では明らかな QT 間隔の延長は認めないものの，薬剤や徐脈などを誘因として発症するものです 図2B ．しかし最近の研究から，二次性 LQTS 患者にも先天性と同じ遺伝子異常を有する例が 3 割近くにのぼることがわかってきました[13]．ですから，**LQTS に対する薬物治療は先天性でも二次性でも基本的にほぼ同じと考えましょう**．先天性 LQTS の薬物治療は，QT 延長に伴って生じる TdP 発生時の急性期治療と，TdP や心停止・突然死を予防するための治療（予防的治療）に分けられます．

具体的な治療方法

- **急性期の治療**：TdP の停止と急性期の再発予防には，硫酸マグネシウムの静注（30 〜 40 mg/kg を 5 〜 10 分間で静注し，さらに効果があれば 3 〜 20 mg/ 分の持続点滴）が有効です．β遮断薬〔プロプラノロール（インデラル®），ランジオロール〕の静注も有効です．リドカインやメキシレチン（メキシチール®），あるいはベラパミル（ワソラン®）が TdP の抑制に有効な場合もあります[14, 15]．徐脈が QT 延長を増悪させ TdP の発生を助長する場合には，一時的ペーシングで心拍数を増加させることもあります．低 K 血症は TdP 発生を助長するので，できるだけ血清 K 値 ≧ 4.0 mEq/L を目標に補正します 図4 ．

- **予防的治療**：β遮断薬はほとんどの先天性 LQTS で第一選択になります．失神の既往や心室頻拍や心室細動を認めた症例では推奨クラス I 適応です．無症状でも QTc ≧ 470 ms あれば推奨クラス I 適応です．β遮断薬のなかでも β_1 非選択性のβ遮断薬であるプロプラノロールやナドロール（ナディック®）の有効性が高いです[16]．LQT3 は遅発性 Na^+ チャネルが増大することが原因のため，遅発性 Na^+ チャネル遮断作用のあるメキシレチンが心イベントの予防に有効です[17, 18]．低 K 血症は QT 延長の増悪因子ですので，血清 K 値を ≧ 4.0 mEq/L に保つことが心イベント抑制に効果があるとされています[19, 20]．また，QT 延長作用のある薬剤には注意を払う必要があります 図5 ．

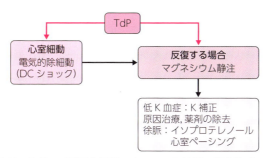

図4 先天性または二次性QT延長症候群によるTdP急性期の薬物治療

（日本循環器学会／日本不整脈心電学会．2020年改訂版 不整脈薬物治療ガイドライン．http://www.j-circ.or.jp/cms/wp-content/uploads/2020/01/JCS2020_Ono.pdf．2024年7月閲覧）

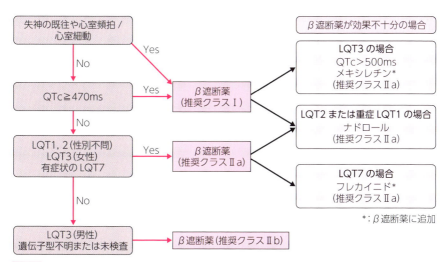

図5 先天性LQTSに対するTdP予防・非急性期の薬物治療

（日本循環器学会／日本不整脈心電学会．2020年改訂版 不整脈薬物治療ガイドライン．http://www.j-circ.or.jp/cms/wp-content/uploads/2020/01/JCS2020_Ono.pdf．2024年7月閲覧）

 QT延長症候群の緊急時対応

　QT間隔の延長とTdPを認める場合，LQTSを考えましょう．LQTSは先天性（遺伝性）と二次性（後天性）に分けられますが，まずは原因を除去することで解決できる二次性LQTSの有無を確認します．原因となる薬剤や疾患を示します　表1　．原因除去と疾患の治療を行いつつ，　図4　に示す対応を行います．

表1　二次性QT延長症候群のおもな原因

① 薬物：
 抗不整脈薬
 IA 群（キニジン，ジソピラミド，プロカインアミド，シベンゾリンなど）
 IC 群（フレカイニド）
 III 群（ソタロール，ニフェカラント，アミオダロンなど）
 IV 群（ベプリジル）
 抗菌薬（マクロライド系，ニューキノロン系，ST合剤など）
 抗真菌薬（イトラコナゾールなど）
 抗アレルギー薬（ヒドロキシジンなど）
 脂質異常症治療薬（プロブコールなど）
 抗精神病薬（ハロペリドール，クロルプロマジンなど）
 三環系抗うつ薬（イミプラミン，アミトリプチリンなど）
 抗潰瘍薬（ファモチジン，スルピリドなど）
 制吐薬（ドンペリドンなど）
 抗癌薬（ドキソルビシンなど）

② 徐脈：
 房室ブロック，洞不全症候群，心房細動停止時など

③ 電解質異常：
 低K血症，低Mg血症，低Ca血症

④ 心疾患：急性心筋梗塞，左室肥大，ストレス心筋症（たこつぼ心筋症）

⑤ 神経疾患：脳卒中，くも膜下出血，頭蓋内出血，他の中枢神経疾患

⑥ 内分泌疾患：甲状腺機能低下症，副腎不全，神経性食欲不振症

⑦ 炎症性疾患：心筋炎，シャーガス病，リウマチ性心疾患，膠原病

⑧ その他：女性，高齢，飢餓・低栄養，低体温，肝不全，HIV感染

薬剤の詳細については公的臨床データベース https://crediblemeds.org/ を参照
（日本循環器学会 / 日本不整脈心電学会．2020 年改訂版 不整脈薬物治療ガイドライン．http://
www.j-circ.or.jp/cms/wp-content/uploads/2020/01/JCS2020_Ono.pdf．2024 年 7 月閲覧）

〈図 4 の補足〉

- 硫酸マグネシウム：30 ～ 40 mg/kg を 5 ～ 10 分間で静注し，引き続いて 3 ～ 20 mg/ 分の持続点滴を行います．
- イソプロテレノール：0.5 ～ 5 μg/ 分で静注し，心拍数 100 拍 / 分を目標にします．
- 血清 K 値：4.5 ～ 5.0 mEq/mL になるように補正しましょう．
- 徐脈：一時ペーシングによるオーバードライブペーシングも考慮します．

表2 ブルガダ症候群に対する薬物治療

	薬物の分類	効果機序	投与方法	投与量
イソプロテレノール（保険適用外）	β刺激薬	I_{Ca}↑ 心拍数増加によるI_{to}↓	静脈投与	1～2μg投与後0.15μg/分または0.003～0.006μg/kg/分
キニジン	IA群抗不整脈薬	I_{to}↓	内服	300～600mg/日
シロスタゾール（保険適用外）	PDEⅢ阻害薬	細胞内cAMP↑によるI_{Ca}↑	内服	200mg/日
ベプリジル	Ⅳ群抗不整脈薬	I_{Na}↑, I_{to}↓	内服	100～200mg/日

（日本循環器学会/日本不整脈心電学会．2020年改訂版 不整脈薬物治療ガイドライン．http://www.j-circ.or.jp/cms/wp-content/uploads/2020/01/JCS2020_Ono.pdf．2024年8月閲覧）

3 心室細動

❖ ブルガダ症候群

　　ブルガダ症候群において心臓突然死を回避する治療法の第一選択は植込み型除細動器（implantable cardioverter defibrillator: ICD）であり，薬物治療はあくまで補助的な治療法にすぎません **表2**．

具体的な治療方法

- **急性期治療**：頻回に心室細動が出現する際には，Ca^{2+}電流を増加させ，心拍数増加に伴い一過性外向きK$^+$電流（I_{to}）を抑制するβ刺激薬のイソプロテレノール（プロタノール®）が有効です．イソプロテレノール1～2μgを静脈内投与し，続けて0.15μg/分を持続投与する方法，あるいは0.003～0.006μg/kg/分持続投与する方法が有効です[21,22]．
- **予防的治療**：24時間以内に3回以上の心室細動発作の既往を有する場合，または一定の頻度で心室細動の再発を認める場合には，ICDの適切作動を回避する目的で慢性期に経口で薬物治療が行われる場合があります．
- **キニジン**：一過性外向きK$^+$チャネル遮断により効果を発揮します．
- **ベプリジル**：Ca拮抗薬ですが，複数のK$^+$チャネルを抑制し，かつ長期作用としてはむしろNa$^+$電流を増加させます[23]．

❖ カテコラミン誘発多形性心室頻拍（CPVT）

CPVT は，器質的心疾患を認めず，運動もしくはカテコラミン投与により，他に原因が考えられない二方向性 / 多形性心室頻拍，多形性心室期外収縮が誘発される場合，または CPVT に関連する遺伝子変異を認める場合に診断します．最も多い遺伝子異常は Ca^{2+} チャネルの一つである *RyR2* です．遺伝子異常により Ca^{2+} ハンドリングに異常をきたし，筋小胞体から大量の Ca^{2+} が放出され，遅延後脱分極を機序とする心室頻拍が起こります．

具体的な治療方法

- **急性期治療**：頻拍機序が撃発活動なので，アデノシン三リン酸（ATP）[24] やベラパミル[25] が有効です．また β 遮断薬静注も有効です[26]．VT ストーム時にフレカイニドが使用され有効性を示した報告[27] もあります．薬物療法とは離れますが，深鎮静が有効です[28]．
- **予防的治療**：β 遮断薬であるナドロールの内服が有効との報告があります[29]．β 遮断薬でコントロール不十分な症例にはフレカイニド（タンボコール®）の追加が推奨されます[30]．ベラパミルを β 遮断薬に追加することで効果があったとの報告があります[31]．

まとめ

心室細動の際は，とにもかくにも直ちに心肺蘇生（CPR）を施行しましょう．そのうえで，薬物療法を行います．

☑ **狙うチャネル：K^+ チャネル，不活性化 Na^+ チャネル，β 受容体**
→有効な心肺蘇生（CPR）と，それに引き続く K^+ チャネル遮断薬，不活性化 Na^+ チャネル遮断薬，β 遮断薬の投与．

☑ **注意するチャネル：K^+ チャネル，β 受容体**
→ QT 延長とそれに伴う TdP の誘発，陰性変力作用（心機能抑制）と徐脈に注意．

■ Reference

1) Huang Y, He Q, Yang M, et al. Antiarrhythmia drugs for cardiac arrest: a systemic review and meta-analysis. Crit Care. 2013; 17: R173. PMID: 23938138

2) Amino M, Inokuchi S, Yoshioka K, et al.; SOS-KANTO 2012 study group. Does antiarrhythmic drug during cardiopulmonary resuscitation improve the one-month survival: the SOS-KANTO 2012 study. J Cardiovasc Pharmacol. 2016; 68: 58-66. PMID: 27002279

3) Amino M, Inokuchi S, Nagao K, et al.; SOS-KANTO 2012 Study Group. Nifekalant hydrochloride and amiodarone hydrochloride result in similar improvements for 24-hour survival in cardiopulmonary arrest patients: the SOS-KANTO 2012 Study. J Cardiovas Pharmacol. 2015; 66: 600-9. PMID: 26317166

4) Amino M, Yoshioka K, Kanda S, et al. Systematic review of the use of intravenous amiodarone and nifekalant for cardiopulmonary resuscitation in Japan. J Arrhythmia. 2014; 30: 180-5.

5) Yamada Y, Shiga T, Matsuda N, et al. Incidence and predictors of pulmonary toxicity in Japanese patients receiving low-dose amiodarone. Circ J. 2007; 71: 1610-6. PMID: 17895560

6) Pitcher WD. Amiodarone pulmonary toxicity. Am J Med Sci. 1992; 303: 206-12. PMID: 1595783

7) Dusman RE, Stanton MS, Miles WM, et al. Clinical features of amiodarone-induced pulmonary toxicity. Circulation. 1990; 82: 51-9. PMID: 2364524

8) Frishman WH, Elkayam U, Aronow WS. Cardiovascular drugs in pregnancy. Cardiol Clin. 2012; 30: 463-91. PMID: 22813371

9) Amino M, Yoshioka K, Opthof T, et al. Comparative study of nifekalant versus amiodarone for shock-resistant ventricular fibrillation in out-of-hospital cardiopulmonary arrest patients. J Cardiovasc Pharmacol. 2010; 55: 391-8. PMID: 20147846

10) Harayama N, Nihei S, Nagata K, et al. Comparison of nifekalant and amiodarone for resuscitation of out-of-hospital cardiopulmonary arrest resulting from shock-resistant ventricular fibrillation. J Anesth. 2014; 28: 587-92. PMID: 24389941

11) Shimizu W, Horie M. Phenotypic manifestations of mutations in genes encoding subunits of cardiac potassium channels. Circ Res. 2011; 109: 97-109. PMID: 21700951

12) Shimizu W. Update of diagnosis and management of inherited cardiac arrhythmias. Circ J. 2013; 77: 2867-72. PMID: 24200848

13) Itoh H, Crotti L, Aiba T, et al. The genetics underlying acquired long QT syndrome: impact for genetic screening. Eur Heart J. 2016; 37: 1456-64. PMID: 26715165

14) Shimizu W, Ohe T, Kurita T, et al. Effects of verapamil and propranolol on early afterdepolarizations and ventricular arrhythmias induced by epinephrine in congenital long QT syndrome. J Am Coll Cardiol. 1995; 26: 1299-309. PMID: 7594047

15) Aiba T, Shimizu W, Inagaki M, et al. Cellular and ionic mechanism for drug-induced long QT syndrome and effectiveness of verapamil. J Am Coll Cardiol. 2005; 45: 300-7. PMID: 15653031

16) Chockalingam P, Crotti L, Girardengo G, et al. Not all beta-blockers are equal in the management of long QT syndrome types 1 and 2: higher recurrence of events under metoprolol. J Am Coll Cardiol. 2012; 60: 2092-9. PMID: 23083782

17) Mazzanti A, Maragna R, Faragli A, et al. Gene-specific therapy with mexiletine reduces arrhythmic events in patients with long QT syndrome type 3. J Am Coll Cardiol. 2016; 67: 1053-8. PMID: 26940925

18) Funasako M, Aiba T, Ishibashi K, et al. Pronounced shortening of QT interval with mexiletine infusion test in patients with type 3 congenital long QT syndrome. Circ J. 2016; 80: 340-5.

PMID: 26632536

19) Compton SJ, Lux RL, Ramsey MR, et al. Genetically defined therapy of inherited long-QT syndrome. Correction of abnormal repolarization by potassium. Circulation. 1996; 94: 1018-22. PMID: 8790040

20) Etheridge SP, Compton SJ, Tristani-Firouzi M, et al. A new oral therapy for long QT syndrome: long-term oral potassium improves repolarization in patients with HERG mutations. J Am Coll Cardiol. 2003; 42: 1777-82. PMID: 14642687

21) Ohgo T, Okamura H, Noda T, et al. Acute and chronic management in patients with Brugada syndrome associated with electrical storm of ventricular fibrillation. Heart Rhythm. 2007; 4: 695-700. PMID: 17556186

22) Watanabe A, Fukushima Kusano K, Morita H, et al. Low-dose isoproterenol for repetitive ventricular arrhythmia in patients with Brugada syndrome. Eur Heart J. 2006; 27: 1579-83. PMID: 16760208

23) Kang L, Zheng MQ, Morishima M, et al. Bepridil up-regulates cardiac Na$^+$ channels as a long-term effect by blunting proteasome signals through inhibition of calmodulin activity. Br J Pharmacol. 2009; 157: 404-14. PMID: 19371335

24) Sumitomo N, Sakurada H, Mugishima H, et al. Adenosine triphosphate terminates bidirectional ventricular tachycardia in a patient with catecholaminergic polymorphic ventricular tachycardia. Heart Rhythm. 2008; 5: 496-7. PMID: 18313614

25) 下島　桐，東　祐圭，河内恵介，他．心室細動から救命されたカテコラミン誘発性多形性心室頻拍の1例．心臓．2008; 40 Suppl: 141-6.

26) 塩路直弘，松本睦子，倉迫敏明，他．カテコラミン誘発多形性心室頻拍による難治性心室細動に鎮静下での除細動が有効であった1例．日集中医誌．2014; 21: 57-8.

27) Hong RA, Rivera KK, Jittirat A, et al. Flecainide suppresses defibrillator-induced storming in catecholaminergic polymorphic ventricular tachycardia. Pacing Clin Electrophysiol. 2012; 35: 794-7. PMID: 22553997

28) Kung SW, Yung TC, Chiu WK. Successful resuscitation of out-of-hospital ventricular fibrillation cardiac arrest in an adolescent. Hong Kong J Emerg Med. 2010; 17: 482-7.

29) Leren IS, Saberniak J, Majid E, et al. Nadolol decreases the incidence and severity of ventricular arrhythmias during exercise stress testing compared with β 1-selective β -blockers in patients with catecholaminergic polymorphic ventricular tachycardia. Heart Rhythm. 2016; 13: 433-40. PMID: 26432584

30) Kannankeril PJ, Moore JP, Cerrone M, et al. Efficacy of flecainide in the treatment of catecholaminergic polymorphic ventricular tachycardia: a randomized clinical trial. JAMA Cardiol. 2017; 2: 759-66. PMID: 28492868

31) Rosso R, Kalman JM, Rogowski O, et al. Calcium channel blockers and beta-blockers versus beta-blockers alone for preventing exerciseinduced arrhythmias in catecholaminergic polymorphic ventricular tachycardia. Heart Rhythm. 2007; 4: 1149-54. PMID: 17765612

〈岸原　淳〉

3 薬剤代謝の立場から注意すること

1. 肝機能障害・腎機能障害のある患者

　肝機能障害や腎機能障害を持つ患者さんでは，代謝や排泄能力が健常人と比べて低下しているため，薬物治療には特に慎重なアプローチが必要です．これらの患者さんに安全かつ効果的な治療を提供するためには，抗不整脈薬の投与量を適切に調整することが不可欠です．また，患者さんの安全を確保するためには，併用薬との薬物間相互作用にも留意し，副作用の発現に注意しなければなりません．

　本章では，これら3つの主要なポイントに焦点を当て，肝機能障害や腎機能障害がある患者さんの抗不整脈薬の適切な投与量の調節について詳しく解説します．

肝機能障害・腎機能障害のある患者に対する注意点
- ☑ 抗不整脈薬の適切な投与量の調節
- ☑ 併用薬との薬物間相互作用
- ☑ 副作用のモニタリング

---

1. 抗不整脈薬の適切な投与量の調節

　私たちの体は，元来薬物を異物として捉え，それを無毒化して排泄する機構が備わっています．この過程は主に肝臓と腎臓で行われており，一般的には年齢を重ねるにつれてその機能は低下します．したがって，薬の投与量は年齢や臓器の処理能力に合わせて調節する必要があります．適切な薬の量を決定するためには，正確な肝機能や腎機能の評価が必要です．

　では，肝機能や腎機能をどのように評価し，投与量の調節に生かすのでしょうか？

　それを考えるためには，まず薬が体内でどのように動くかの基本的なプロセスを理解することが重要です．

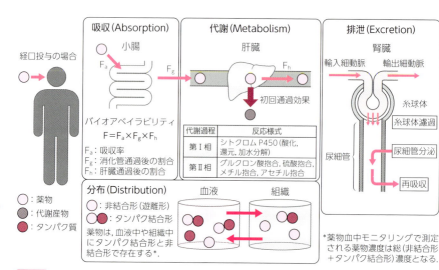

図1 薬物動態学

1-1 ▶ 薬物動態学の基本，ADME を理解しよう

　薬物動態学（pharmacokinetics）とは，薬物が体内でどれだけ吸収され，どの程度体内で分布し，肝臓でどのようにあるいはどの程度速く代謝され，最終的に尿や便を通じて体外に排泄されるかを研究する学問です．

　このプロセスは，吸収（absorption），分布（distribution），代謝（metabolism），排泄（excretion）の頭文字をとって ADME と称されます 図1 ．

　薬物動態学を理解するうえで，各用語の意味を知ることも重要です．これらの用語を薬物動態学パラメーターとよび，ADME の項で主要なパラメーターを紹介します．

❖ 吸収

　ヒトに投与した薬物は，すべてが全身循環血中に到達するわけではありません．この「投与された薬物量」に対する「全身循環血中に到達した薬物量」の割合を生物学的利用率（バイオアベイラビリティ）といい，全身循環への到達度の効率を表す指標となります．

〈バイオアベイラビリティ（F）〉

　経口投与された薬物は，消化管から血液中に取り込まれます．この時，消化管からどれだけの薬物が上皮細胞内へ吸収されたかを示す割合を F_a（吸収率）

とよびます．消化管上皮細胞に発現する P 糖タンパク質（P-glycoprotein）は薬物を細胞内から管腔へと戻す，F_a と関係の深いトランスポーターです．消化管の上皮細胞には代謝酵素が発現しています．上皮細胞内に取り込まれた細胞のうち，代謝を逃れて血液へ吸収される割合が F_g（消化管通過後の割合）です．

その後，薬物は肝臓を通過し，ここで初回通過効果による代謝を受けます．この初回通過効果を受けずに残った薬物の割合を F_h（肝臓通過後の割合）とよびます．

最終的に全身循環に到達する薬物の割合は，$F = F_a \times F_g \times F_h$ で求められます．

❖ 分布

全身循環に到達した薬物は血液を通じて全身の臓器や組織に運ばれ，分布します．分布過程は薬物が体内でどのように移動し，どの臓器や組織に到達しやすいかを理解するために重要です．

〈分布容積〉

分布の範囲は分布容積で表されます．分布容積は，「血中の薬物濃度」と「全身に存在する薬物量」の比率から計算され，薬物が体内でどれだけ広がりやすいかの指標となります．

〈タンパク結合率〉

薬物は，血液中ではアルブミンや α1 酸性糖タンパクなどのタンパク質と結合しています．組織や臓器に移行することができるのは，タンパク質と結合していない非結合形の薬物のみです．非結合形の薬物が組織や臓器に移行して薬効を発揮するため，非結合形薬物の割合や濃度を意識する必要があります．

コラム

タンパク結合率と非結合形分率の考え方 [1]

タンパク結合率が 99％の薬物と 50％の薬物があったとします．

前者の非結合形は 1％で，後者は 50％になりますね．では，アルブミンの減少などでタンパク結合率がそれぞれ 97％，48％になったとします．非結合形は 3％，52％に上昇します．もともとタンパク結合率が高い薬物は 3 倍に上昇してしまいますが，タンパク結合率が低い薬物は 1.04 倍の変化しかありません．このように，タンパク結合率が高い薬物では，少しの結合率の変化でも非結合形薬物の割合が変わってしまう危険性があります．

一般的にこの影響は，タンパク結合率が 80％以上の薬物で注意が必要です．

1 肝機能障害・腎機能障害のある患者

❖ 代謝

　薬物が体内で化学的に変化し，効果を失っていく過程を代謝とよびます．この過程は主に肝臓で行われ，薬物が水溶性の高い代謝物に変換されることで，尿や便として体外に排泄されやすくなります．

　薬物の代謝過程は大きく二種類（第Ⅰ・Ⅱ相）あります．

　第Ⅰ相代謝では，薬物の化学構造が変化する酸化，還元，加水分解などの反応が行われ，この過程ではシトクロム P450（CYP）酵素群が中心的な役割を果たします．第Ⅱ相では，第Ⅰ相で生成された代謝物にグルクロン酸抱合，硫酸抱合，メチル抱合，アセチル抱合などの化学基が付与される過程です．また，CYP で代謝されず，直接抱合体へ代謝される場合もあります．

　抗不整脈薬は主に CYP3A4，CYP2D6 によって代謝されますが，併用する薬物がこれらの代謝過程を可逆的または非可逆的に阻害したり，誘導したりする場合があります．抗不整脈薬を効果的かつ安全に使用するためには，これらの薬物間相互作用を適切に理解することが必要です．

❖ 排泄

　薬物は代謝のみならず，直接体外へ排泄されることで消失する場合もあります．代表的なプロセスとして腎臓による尿中への排泄があります．腎臓の排泄機構は，糸球体濾過，近位尿細管における分泌，および遠位尿細管での再吸収から成り立っています．

　多くの場合糸球体濾過が尿排泄の大部分を担いますが，尿細管分泌機構における陰イオン（アニオン）輸送系と陽イオン（カチオン）輸送系も，薬物間の相互作用において重要な役割を果たします．例えば，抗不整脈薬であるキニジンやプロカインアミドは，カチオン輸送系で排泄されます．また，P 糖タンパク質は消化管だけでなく，尿細管の排泄機構にも関与しており，ジゴキシンは尿細管の P 糖タンパク質によって排泄される代表的な薬物です．

〈血中濃度 – 時間曲線下面積〉

　血中濃度 – 時間曲線下面積（area under the plasma concentration–time curve: AUC）は，薬物投与後の血中濃度を時間にわたって積分したもので，生体の薬物曝露の指標として用いられます **図2**．定常状態での血中濃度のピーク値（C_{max}）と，トラフ値（C_{min}）があれば AUC をある程度概算できます．

　薬物を繰り返し投与すると，薬物の血中濃度を一定以上に保つことができます．この時薬物の投与量と体内からの消失量が均衡に達した "定常状態" とな

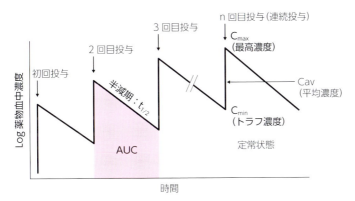

図2 薬物投与後の血中濃度の推移
(日本循環器学会/日本TDM学会・編:循環器薬の薬物血中濃度モニタリングに関するガイドライン2015年版を参考に作成)

ります.この時,初回投与時と定常状態の血中濃度の比は半減期(血中濃度が半分になるのに必要な時間)と投与間隔によって決まります.半減期は患者の状態によって変化し,AUCは薬物の効果を最大化し,副作用を最小限に抑えるために不可欠な指標となります.しかし,単なる数値合わせに依存するのではなく,薬物治療の目標をしっかりと見据え,患者ごとの症状や状態に応じた治療方針を立てることが重要です.

1-2 ▶ 肝臓と腎臓による薬物の消失過程を知っておこう!

体内での薬物の消失過程は主に肝臓と腎臓の役割を理解することが重要です.これらの臓器は薬物を体外に排泄するために不可欠であり,その機能はクリアランスという概念で説明されます.

クリアランスとは,一定時間内に血液から薬物を除去する体液量のことで,薬物が体内でどれほど速く処理されるかを表します.肝臓でのクリアランスは肝クリアランス(CL_h),腎臓でのクリアランスは腎クリアランス(CL_r),通常はその和を全身クリアランス(CL_{tot})とします.なお,クリアランスは薬物によって異なります.

❖ 肝クリアランス

CL_hは,肝臓に運ばれる血液の量(肝血流量)と,肝臓自体の薬物を処理する能力(肝固有クリアランス)によって決まります.

薬物には,肝臓を一度通過するだけで大部分が処理されるものと,ほとんど

処理されないものがあります．前者の薬物の場合，肝臓への血液の流量が薬物消失の処理能力に大きな影響を与え，これを「肝血流律速」とよびます．後者の場合，肝臓に運ばれても一部しか処理されないため，肝臓自体の処理能力がクリアランスを決定することになり，「肝固有クリアランス律速」となります．

❖ 腎クリアランス

CL_r も，腎臓に運ばれる血液の量（腎血流量）と，腎臓自体の薬物を排泄する能力（腎固有クリアランス）によって決まります．前者のような腎臓の血流量が薬物排泄の速度を決める場合を腎血流律速とよび，後者のような腎臓自体の排泄能力（糸球体濾過など）が主な制限因子となる場合を腎固有クリアランス律速といいます．

1-3▶肝機能と腎機能はどうやって評価するの？

適切な薬物投与量は，正確な肝機能と腎機能の評価によって決まります．そのため，目の前の患者さんの臓器評価を正しく行うことが，投与量設計において一番のポイントとなります．

❖ 肝機能の評価

とは言ったものの，現在では肝機能を精確に数値化する特定の指標やバイオマーカーはまだ確立されていません[2]．それほど肝臓という部位は複雑で，難しいのです．

臨床の現場では肝機能障害を表す指標として Child-Pugh 分類というものがあります[3]．複数の臨床所見と検査値からスコアをとり，肝臓の機能を評価する指標として用いられますが，これは肝臓の代謝能を反映しているわけではないため注意が必要です．

肝機能が低下すると，薬物代謝能の低下，肝血流量の低下，肝細胞への薬物取り込み量の減少，肝細胞の減少，アルブミンの産生低下などが起こります[4]．特に Child-Pugh 分類における B（中等度），C（最重度）になると薬物代謝が顕著に低下することが多く，肝消失型の薬物の血中濃度が大きく上昇する可能性があります[5]．

代表例として，肝障害時には CYP1A2，CYP2C19，CYP3A4 の代謝活性が低下することが知られています[6]．肝硬変患者を前にしたときは，薬物動態のデータを参考にしつつ，患者個別に投与量を調整し，慎重に効果と副作用をモニタリングすることが重要です[7]．

❖ 腎機能の評価

腎機能の低下が生じると，特に糸球体の濾過機能に大きな影響が現れます．糸球体での血液濾過能力が低下すると，不要な物質や余分な水分が体内に残りやすくなります．さらに，腎臓の尿細管における不要物質の分泌や水分・電解質の再吸収機能も低下しますが腎機能障害の初期段階では糸球体の機能低下が顕著です．

〈推算糸球体濾過速度 estimated glomerular filtration rate：eGFR〉

eGFR は腎臓の糸球体が 1 分間にどれだけの血液量を濾過できるかを示す指標で，糸球体における濾過速度を表しています．直接 GFR を測定する方法は技術的に複雑であるため，日常診療ではクレアチニンを用いた推算式が一般的に使用されます．

eGFR には，標準化 eGFR と個別化 eGFR が存在します．

標準化 eGFR とは，標準的な体表面積（$1.73\,\mathrm{m}^2$）で補正した eGFR の値です．主に慢性腎臓病（CKD）の重症度分類として利用されます．一方，個別化 eGFR は体表面積で補正されない eGFR のことを指します．小柄な方，高齢者，あるいは肥満がある方などの一般化できないシーンにおいて，患者個々に適した薬物の投与量を決定する際に利用されます．

〈クレアチニンクリアランス creatinine clearance：CCr〉

CCr は腎臓が 1 分間にクレアチニンをどれだけ血液から除去できるかを示す指標です．長年にわたり，血清クレアチニン値と 24 時間蓄尿した尿中のクレアチニン値の比率を利用して求められていましたが，時間がかかることと尿量の誤差が生じやすい欠点から，現在ではより簡便に CCr を推算できる Cockcroft-Gault（CG）式が利用されています．

CCr は糸球体の濾過だけでなく尿細管分泌も含まれるため，糸球体の濾過速度だけを表している eGFR とは少し意味合いが異なります．尿細管からの分泌量も反映されることから，eGFR より値が高く出る傾向があることを理解しておきましょう．

表1 は，主な抗不整脈薬の薬物動態パラメーターと肝硬変および腎障害患者に対する注意事項をまとめたものです．

以上の情報をふまえ，具体的な肝機能および腎機能障害患者における抗不整脈薬の投与量を検討しましょう．

表1 主な抗不整脈薬の薬物動態パラメーターと肝硬変・腎障害患者に対する注意事項

抗不整脈薬	尿中未変化体排泄率(%)	バイオアベイラビリティ(%)	消失過程	分布容積(L/kg)	タンパク結合率(%)	主代謝酵素CYP	半減期(時間)	肝硬変患者に対する注意事項	腎障害患者に対する注意事項
ピルジカイニド	75~86	90~93	腎	1.5	35	—	4~5		血液浄化法による除去率は平均32%程度。CCr 20~50 mL/分では半減期は約2倍。CCr 20 mL/分未満では約5倍に延長する。
ソタロール	75	90~100 ※ただし食物と同時摂取すると20%低下	腎	1.2~2.4	10	—	7~11		全身クリアランスはGFRと相関し、腎機能低下に伴って減量する必要がある。腎障害患者では定常状態に達するには約7日間を要する。
シベンゾリン	55~62	83~92	腎	7	70	2D6	5~6		分布容積が大きく通常の血液浄化法では除去されない。また腎障害患者では非線形性の薬物動態に注意。
プロカインアミド	60	83~85	肝/腎	1.7~2.4	15	N-アセチル化転移酵素	2~3	約25%が活性代謝物になる。肝のN-アセチル転移酵素に遺伝子多型が存在する。肝硬変患者では十分なデータがある。	腎障害患者では代謝物の蓄積に注意。
ジソピラミド	48	70~90	肝/腎	0.6	20~75	3A4	5~9	肝硬変患者では十分なデータなく、推奨投与量はない。	タンパク結合率が変動しやすい。活性代謝物は親化合物の24倍の抗コリン作用がある。
フレカイニド	40	70~95	肝/腎	7~10	60	2D6	11~15	肝硬変患者では消失クリアランスが低下するため、投与量を2~3分の1に減量する。	分布容積が大きいため血液浄化法によっても投与量の1%以下しか除去できない。腎障害患者では定常状態に達するには3~5日間を要する。
キニジン	20	78	肝	3	80~90	3A4	6~8	肝硬変患者における消失クリアランスは変化なし。望ましい投与量調節の推奨なし	
リドカイン	<10	35	肝	1~2	70	3A4	1~3	肝硬変患者では消失クリアランスが低下するため、投与量を2~3分の1に減量する。	
メキシレチン	6	85	肝	5~12	70	2D6, 1A2	10	肝硬変患者では消失クリアランスが低下するため、投与量を3分の1に減量する。	
プロパフェノン	3	5~12	肝	3.7	75~88	2D6	3~5	肝硬変患者では消失クリアランスが低下するため、投与量を2~3分の1に減量する。	
アプリンジン	<1	40	肝	3	95~98	2D6	24~48	肝硬変患者では消失クリアランスが低下するため、投与量を2~3分の1に減量する。	
ベプリジル	<1	59	肝	8	99	2D6	80	肝硬変患者ではデータなし、推奨投与量もない。	
アミオダロン	<1	50(31~65)	肝	106	96	3A4, 2C8	14~107日	肝硬変患者ではデータなし、推奨投与量もない。	

(日本循環器学会/日本TDM学会・編:循環器薬の薬物血中濃度モニタリングに関するガイドライン 2015年版を参考に作成)

1-4▶症例問題

　動悸を主訴に内科外来を受診した 85 歳，男性．心房細動に対しフレカイニドの投与が開始となった．下記の条件のもと以下の問いに答えよ．

外来時現症： 身長 170 cm，体重 60 kg，血圧 120/80 mmHg，脈拍 130 回 / 分で不整，意識状態は整，眼球結膜黄染と貧血（＋），腹水軽度

外来時検査所見： 血清ビリルビン値 3.1 mg/dL，血清アルブミン値 2.3 g/dL，プロトロンビン時間 1.8 秒，eGFR：30 mL/ 分 /1.73m^2

＜健康成人におけるフレカイニドの薬物動態パラメーター＞

バイオアベイラビリティ：83%

尿中未変化体排泄率（経口投与後）：40%

分布容積：8.5 L/kg → 510 L/60 kg

血漿タンパク結合率：60%

半減期：13 時間

全身クリアランス：29.4 L/ 時間

※薬物動態のデータは，個人差や生物学的変動性の影響を受けやすいため，より一般的な傾向を示す指標として中央値を用いています．また，以降の計算は血漿濃度と血中濃度が等しいと仮定して進めます．

＜肝硬変（Child-Pugh C）患者における薬物動態の情報＞

肝硬変患者において肝クリアランスが健常人と比較して 42%低下し，消失半減期も 5 倍に延長する[8]．

問 1. フレカイニドの消失過程および各過程の寄与を答えてください．

解答： 肝臓（52%）および腎臓（48%）

　肝臓での薬物消失能を直接評価することはできません．そのため全身および腎臓での消失能を評価し，これらの差分を肝臓での消失能とします．

　フレカイニドの経口投与後の尿中未変化体排泄率は 40%です．循環血に到着した 83% のうち 40% が腎臓から消失するため，薬物の消失に対する腎臓の寄与は 48%（到着した 83%のうちの 40%なので 40/83 = 0.48），残りの 52% が肝臓で処理されることになります．経口投与後の尿中排泄率は，必ずしも腎排泄の寄与を表すとは限らず，バイオアベイラビリティを考慮する必要があることに注意しましょう．

JCOPY 498-13686　　　　　　　　　　　　　　　　　　　　　　　　115

問2. 肝臓および腎臓の消失クリアランスの律速段階を答えてください.

解答：肝クリアランス（CL_h）：肝固有クリアランス（CL_{inth}）律速
　　　腎クリアランス（CL_r）：腎固有クリアランス（CL_{intr}）律速

まずは CL_r から考えます．CL_r は以下の数式で表されます．

$$CL_r = （尿中未変化体排泄率 \div F^{*1}） \times CL_{tot}$$
$$= （0.4 \div 0.83） \times 29.4$$
$$= 14.2 L/時間$$
$$^{*1}F = F_a \times F_g \times F_h$$

　腎血流量は，心臓からの全血液の約20％を占め，おおよそ60 L/時間とされています．CL_r が腎血流量より著しく小さい場合，薬物の排泄は腎固有のクリアランスによって制限されるといえます．フレカイニドの場合，CL_r が 14.2 L/時間と計算されるため，腎固有クリアランス律速であると判断されます．また CL_r は糸球体濾過クリアランス（$fuB^{*2} \times GFR^{*3} = 0.4 \times 100$ mL/分 $= 2.4$ L/時間）よりも大きいことから，尿排泄には腎分泌が関与していると考えられます．

　　　$^{*2}fuB$：非結合形薬物の割合．フレカイニドのタンパク結合率は60％のため，この場合 $1 - 0.6 = 0.4$ となります.
　　　$^{*3}GFR$：糸球体濾過速度．ここではわかりやすく 100 mL/分（6.0 L/時間）とします.

　次は腎外クリアランスを算出します．ここでは腎外クリアランスを肝クリアランス（CL_h）として考えます．

$$CL_h = CL_{tot} - CL_r$$
$$= 29.4 - 14.2$$
$$= 15.2 L/時間$$

　成人男性の肝臓を通る血液の量（肝血流量 Q_h）は 96 L/時間で，CL_h が Q_h より著しく小さい場合には，肝固有クリアランス律速の薬物と見なされます．フレカイニドは CL_h が 15.2 L/時間となるため，肝固有クリアランス律速である

と判断されます．

CL_h は Q_h と $f_uB \times CL_{int}$ を用いて well-stirred model（式）として表現されることが多いです．

$$CL_h = Q_h \times \frac{f_uB\, CL_{int}}{Q_h + f_uB\, CL_{int}}$$

CL_h が Q_h 律速の場合（$Q_h \ll f_uB \times CL_{int}$），$CL_h \fallingdotseq Q_h$ と近似され，一方，CL_{inth} の場合（$Q_h \gg f_uB \times CL_{int}$）は，$CL_h \fallingdotseq f_uB \times CL_{int}$ と近似されます．腎臓についても腎血流量と腎固有クリアランスを用いて全く同様の表現ができます．そのため，血流と CL_h あるいは CL_r を比較するだけで律速段階を見極めることができます．

薬物間相互作用や肝・腎機能障害は $f_uB \times CL_{int}$ を変動させる要因であるため，CL_h の変化を理解するには律速段階の理解が重要です（ただし，well-stirred model に従って考えた場合，肝消失型薬物を経口投与した際の AUC は CL_h の律速段階に関わらず，$f_uB \times CL_{int}$ に反比例します．詳細は成書で確認をお願いします）．

肝抽出率

肝抽出率（E_h）は，肝臓に到達した薬物のうち，肝臓を通過する際にどれだけが抽出される（取り除かれる）かの割合を示します．この比率は，薬物が肝臓でどの程度代謝（消失）するのかを理解するのに役立ち，薬物の初回通過効果を評価する際に重要です．E_h は次の式で計算されます：$E_h = CL_h/Q_h$．
抽出率が高い場合（1 に近い），薬物の大部分が肝臓で処理されることを意味し，初回通過効果が顕著であることを示します．一方，抽出率が低い場合（0 に近い），肝臓による薬物の抽出が少ないため，全身循環により多くの薬物が入ることになります．F_h は肝臓を通過した後に血中に残る薬物の割合を示します．F_h は次の式で表されます：$F_h = 1 - E_h$．
フレカイニドの場合，肝抽出率は $E_h = 15.2/96 = 0.16$ で，この値が 0 に近いことから初回通過効果を受けにくい薬物であることがわかります．
さらに，$F_h = 1 - 0.16 = 0.84$ と求まることから，F_aF_g は約 1 と逆算でき，吸収が良好な薬物であることが示されます．

問 3. 健常人に 1 日あたりフレカイニド 100 mg を投与した際における 1 日あたりの経口総濃度 AUC（AUC_{po}）を求めてください.

解答：2.82 mg・時間 /L

　フレカイニドの通常初回投与量は 1 回 50 mg の 1 日 2 回です.

　フレカイニドは，分布容積が大きい肝固有クリアランス律速かつ腎固有クリアランス律速の薬物であり，経口投与の総濃度 AUC を求めるために今回は CL_h と CL_r の近位を考慮した以下の式を使用します.

$$AUC_{po}{}^{*4} = Dose \times F^{*1} \div \{fuB^{*2} \times (CL_{inth}{}^{*5} + CL_{intr}{}^{*6})\}$$

[*4]AUC_{po}：経口投与における総濃度 AUC.

[*5]CL_{inth}：肝臓における非結合形濃度の消失クリアランス. CL_h は $CL_{inth} \times fuB$ と表記できるため，CL_{inth} は CL_h/fuB となり 15.2/0.4 = 38 です.

[*6]CL_{intr}：腎臓における非結合形濃度の消失クリアランス. CL_{intr} は CL_r/fuB となり 14.2/0.4 = 35.5 です.

AUC_{po}（1 日あたり）
$$= Dose（1 日あたり）\times F \div \{fuB \times (CL_{inth} + CL_{intr})\}$$
$$= 100 \times 0.83 \div (0.4 \times 73.5)$$
$$= 2.82 \text{ mg・時間 /L}$$

コラム

分布容積とタンパク結合率

　成人の体内循環液量については，血液が約 5 L，細胞外液が約 10 L のため，合わせて 15 L 程度とされています. さらに，組織液は約 40 〜 50 L と推定されています. 一般的に，薬物の分布容積がこの循環液量に近い 20 L 程度であれば「小さい」とみなされ，おおよそ 70 L 以上であれば「大きい」と判断されます. 分布容積が大きい薬物は，分布容積が血漿タンパク結合率の変動の影響を受けやすいです. フレカイニドは分布容積が大きく，この特性に該当します. しかし，タンパク結合率は 60% と比較的低いため，血漿中のタンパク質量の変化が結合率や分布容積に与える影響は少ないと考えられます.

問 4. 当該患者を健康成人と比較した場合に，フレカイニドに対する CL_h および CL_r の低下率を予想してください．

解答： CL_h は Child-Pugh 分類クラス C の薬物動態試験から19%，CL_r は eGFR から 30%程度に低下したと考えられる．

　肝機能低下時における代謝酵素などの活性変動に関しては分子種によって傾向や変化の程度が異なるため「どれくらいの割合で CL_h が低下している」という定量的な推定は難しいです．今回は臨床データを基に考えます．

　肝硬変患者でのフレカイニドの全身クリアランスは，健常人と比べて42%低下するとされています[8]．これは，薬物が体内で処理される能力が100%から42%減少し，残り58%（100 − 42 = 58）の効率でしか処理できないということを意味します．

　健常人においては，肝臓による消失の寄与が 52% と概算しました．また，肝硬変患者と健常人で腎による排泄の寄与が48%と変わらないと仮定すると，計算は次のようになります：52 ×（低下率）+ 48 = 58．

　以上のことから，低下率は約 0.19，つまり19%です．これは，肝硬変患者の肝クリアランス（CL_h）が健常人に比べて19%低下していることを示します．

　肝硬変患者では，F_h が 1 に近づくと考えられますが，今回は計算を簡単にする目的で F_h は 1 へ上昇したとします．

　一方，腎機能に関しては一般的に eGFR の正常値が 100 mL/ 分 /1.73 m^2 とされています．この基準に基づくと，当該患者の腎機能は正常値の約30%にあたることがわかります．ここで腎機能の低下と CL_r の低下が比例すると仮定する場合，CL_r も同様に正常値の約30%まで低下していると考えられます．

問 5. 当該患者へのフレカイニドの 1 日投与量を推定してください．

解答：1 回 25 mg（50 mg の半錠）を 1 日 1 回

　問 4 で求めた CL_h および CL_r の低下率を以下の数式に代入します．

肝機能障害・腎機能障害のある患者

Dose（1日あたり）

$$= AUC_{po}（1日あたり）\times \{fuB \times（CL_{inth} + CL_{intr}）\} \div F^{*7}$$

$$= AUC_{po} \times [\ 0.19 \times（fuB \times CL_{inth}）+ \{\ 0.3 \times（fuB \times CL_{intr}）\}] \div F$$

$$= 2.82 \times \{0.19 \times 15.2 + 0.3 \times 14.2\} \div 1$$

$$= 2.82 \times 7.15$$

$$= 20.2\ mg$$

※7 肝機能の低下により F_h は1に上昇しているとします．厳密にいうと肝機能が低下している場合でも CL_h はゼロにはなりません．しかし，もともと F は83％と高いため肝機能の低下によって F_h が1になるという仮定が計算に大きな影響を与えないと考えられます．

1日あたりの AUC_{po} の計算結果に基づいたフレカイニドの理論上の投与量は約20 mg となりますが，規格の都合で臨床的には1日の投与量を25 mg へ調節することになります．

フレカイニドには50 mg の製剤があるため，1回25 mg（50 mg の半錠）を1日1回投与で提案がよいのではないでしょうか．

重要なのは，これらの計算は多くの仮定をおいた理論上の話であるという点です．仮定が誤っていた場合に薬物曝露がどうなるのかを念頭におきながら，実際に患者さんにフレカイニドを使用する際には，その効果と副作用を慎重に評価し，最適な投与量を決定する必要があります．

〈大まかな計算を用いた結果の妥当性確認〉

フレカイニドの消失における，肝臓と腎臓の寄与率を50：50としましょう．Child-Pugh C では肝臓の働きが全く失われ CL_h は0になります．さらに，CL_r が30％まで低下すると考えた場合，$50 \times 0 + 50 \times 0.3 = 15$ となり，全身クリアランスは元の15％にまで下がるということになります．

つまりこの症例に $100\ mg \times 0.15 = 15\ mg/$日を与えれば健康成人 $100\ mg/$日と同程度の AUC_{po} を達成できると考えられます　図3 ．

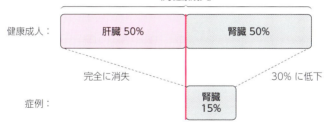

図3 健常人と当該患者の全身クリアランスおよび肝臓/腎臓の寄与

> **コラム**
> ### 総濃度と非結合形濃度の関係
>
> 話を簡単にするために F = 1 と仮定すると，フレカイニドの AUC_{po}（総濃度）は次の式で表せます．
>
> $$AUC_{po} = Dose \div \{fuB \times (CL_{inth} + CL_{intr})\}$$
>
> 実際の薬効や副作用と関係するのは非結合形濃度の AUC（$AUC_{po,u}$）ですので，両辺に fuB をかけると次の式となります．
>
> $$AUC_{po,u} = Dose \div (CL_{inth} + CL_{intr})$$
>
> AUC_{po} の計算式から $AUC_{po,u}$ への変換を行う過程で，fuB が式から取り除かれます．この式が意味するところは $AUC_{po,u}$ は fuB に依存せず，投与設計においては CL_{inth} や CL_{intr} の変動に関する情報の収集が非常に重要ということです．
> 特に肝臓や腎臓の機能が障害されている場合では，血漿中のアルブミン濃度が低下して fuB が上昇する傾向にありますが，CL_{inth} や CL_{intr} は低下することが一般的です．
> 今回，肝硬変患者の薬物動態データから，CL_h の低下率を求めたときはこれらを考慮しませんでした．また，eGFR の低下が糸球体濾過および分泌クリアランスの低下と比例関係と仮定しました．
> このような仮定が誤っていた場合には投与量を過大予測あるいは過小予測している可能性があることを念頭に入れて治療効果などを観察する必要があります．

〈腎機能に合わせた抗不整脈薬投与量の早見表〉

腎障害患者における抗不整脈薬の参考投与量は **図4** を参考にしてください．X（旧 Twitter）より @MichifumiTokuda 先生の許可を得て掲載しています．

分類	一般名(薬剤名)	透析性	GFR	60	50	40	30	25	20	15	10	5	透析
Ia	プロカインアミド(アミサリン)	○	1回250~500mgを3~6H毎				1回250~500mgを12H毎						1回250~500mgを12~24H毎
	ジソピラミド(リスモダン)	変動	300mg/3×		100mg/1×								100mg/1× Rは禁忌(低血糖)
	シベンゾリン(シベノール)	×	300mg/3×(Max450mg)		100mg/2×			50mg/1×			25mg/1×		禁忌(低血糖)
	ピルメノール(ピメノール)	×	200mg/2×		100mg/2×								50mg/1×
	キニジン(キニジン)	×	200mg/1×(Max 600mg/3×)				減量なし						
Ib	メキシレチン(メキシチール)	×	300mg/3×(Max 450mg/3×)							200mg/2×			200mg/2×
	アプリンジン(アスペノン)	×	40mg/2×(Max 60mg)				減量なし						
Ic	ピルシカイニド(サンリズム)	△	150mg/3×		50mg/1×			25mg/1×		25mg/48H毎			25mg/1×
	フレカイニド(タンボコール)	×	100mg/2×(Max 200mg)							100mg/2×			
	プロパフェノン(プロノン)	×	150mg/3×				減量なし						
III	アミオダロン(アンカロン)	×	200mg/2×				減量なし						
	ソタロール(ソタコール)	○	80mg/2×(Max 320mg/2×)		Scr1.2~2.2 3/4			Scr2.3~3.3 1/2		Scr3.4~ 1/4			GFR<10 禁忌
IV	ベプリジル(ベプリコール)	×	100mg/2×(Max200mg/2×)				減量なし						

図4 抗不整脈薬：腎機能低下時の投与量一覧

X(旧Twitter)より @MichifumiTokuda 先生の許可を得て掲載

1-5▶血中濃度モニタリングは有用なのか？

　抗不整脈薬の薬物治療モニタリング（therapeutic drug monitoring：TDM）は，治療の安全性を向上させ，副作用を回避するために重要な役割を果たします[9]．特に，血中濃度が増加することで副作用のリスクが高まるⅠ群抗不整脈薬やアミオダロンなどの薬物においては，TDM が副作用のリスクを最小限に抑えるうえで有効です[10]．ジゴキシンの場合，血清ジゴキシン濃度と臨床転帰の関連性が明らかにされています[11]．ただし，TDM がすべての不整脈患者の臨床転帰を改善するかについては，明確な結論はまだ出ていません．また，抗不整脈薬の効果を血中濃度のみで予測することはできません．先ほどの症例問題における投与設計も，臓器障害のない人と薬理効果が等しいと仮定しています．抗不整脈薬の適切な用量や用法は，患者の症状，心電図の所見，運動負荷試験の結果など，多岐にわたる情報を基に総合的に判断されるべきです．治療域に達するために単に用量を調整するだけでは不十分であり，患者一人ひとりの状態に応じた細やかな配慮が求められます[12]．

2. 併用薬との薬物間相互作用

　薬物間相互作用（drug-drug interactions：DDI）は，複数の薬物の併用がそれらの薬物動態や効果，安全性に影響を及ぼす現象です．

　薬物が体内で代謝や排泄される際に関与する酵素やトランスポーターには，基質薬と阻害薬が存在します．基質薬とは，特定の代謝酵素で代謝される（トランスポーターの場合は輸送される）薬物のことを指し，阻害薬は代謝酵素／トランスポーターの活動を抑制し，基質薬の代謝／輸送能を減少させる効果がある薬物です．

　特に，治療域が狭い抗不整脈薬は DDI の影響を受けやすく，薬物やその代謝物の血中濃度のわずかな変化でさえも毒性を引き起こす可能性があります[13]．

　表2 は Vaughan Williams 分類ごとに分けた，DDI の一覧表です．併用時に注意が必要な薬物が記載されており，投与量の調節に参考にしてください．なお，誘導体については割愛します．

1 肝機能障害・腎機能障害のある患者

表2 主な抗不整脈薬の薬物間相互作用

(Mar PL, et al. Circ Arrhythm Electrophysiol. 2022; 15: e007955[13] を参考に作成)

Vaughan Williams分類	抗不整脈薬	基質薬	阻害薬	相互作用の性質	推奨事項
I a群	キニジン	プロプラノロール	キニジン	CYP2D6の阻害	血行動態を注意深くモニタリングする。プロプラノロールの量を50%減量。
	キニジン	キニジン	イトラコナゾール	CYP3A4の阻害によりキニジンのAUCが2.4倍に増加	別の抗真菌薬の使用。キニジンの量を50%減量。
	プロカインアミド	プロカインアミド	レボフロキサシン	尿細管分泌（カチオン）阻害	抗菌薬の変更
	プロカインアミド	プロカインアミド	トリメトプリム	尿細管分泌（カチオン）阻害	抗菌薬の変更
	ジソピラミド	ジソピラミド	エリスロマイシン	CYP3A4の阻害	抗菌薬の変更
	ジソピラミド	ジソピラミド	アジスロマイシン	CYP3A4の阻害	抗菌薬の変更
	ジソピラミド	ジソピラミド	β遮断薬	相加的な陰性変力作用	β遮断薬の投与量を徐々に調節
	ジソピラミド	ジソピラミド	ジフェンヒドラミン／アミトリプチリン	抗コリン作用	高齢者に対する抗コリン薬の使用を避ける
I b群	リドカイン	リドカイン	フルボキサミン	CYP1A2の阻害	別の抗うつ薬への変更。リドカインの量を50%減量。
	リドカイン	リドカイン	アミオダロン	CYPの代謝・阻害	アミオダロン開始後はリドカインの濃度を注意深くモニタリングする。
	メキシレチン	メキシレチン	フルボキサミン	CYP1A2の阻害	別の抗うつ薬への変更。メキシレチンの量を50%減量。
I c群	フレカイニド	フレカイニド	フルオキセチン	CYP2D6の阻害	別の抗うつ薬（セルトラリン、シタロプラム、エスシタロプラムもしくはミルタザピン等）に置き換える。
	フレカイニド	フレカイニド	デュロキセチン	CYP2D6の阻害	フレカイニドの量を25%減量する。
	フレカイニド	フレカイニド	パロキセチン		フレカイニドの量を33%減量する。
	フレカイニド	フレカイニド	アミオダロン		

群	薬剤	相互作用薬	機序・影響	対応
Ic群	フレカイニド	プロプラノロール		プロプラノロールをメトプロロールに置き換える。
		ジゴキシン	未知のメカニズムによりジゴキシンの血清濃度が24%増加	ジゴキシンの量を25%減量する。
	プロパフェノン	フルオキセチン／パロキセチン	CYP2D6の阻害	別の抗うつ薬（セルトラリン、シタロプラム、エスシタロプラムもしくはミルタザピン等）に置き換える。
		ワルファリン	CYP2D6の阻害によりワルファリンの濃度を38%増加	ワルファリンの量を33%減量し、INRを注意深くモニタリングする。
Ⅱ群	プロプラノロール	ベラパミル	徐脈と低血圧	ベラパミルをジルチアゼムに置き換える。
	メトプロロール	リドカイン	肝血流量を減少させ、血漿中のリドカイン濃度を上昇させる。	リドカインの量を減量し、血漿中リドカイン濃度を注意深くモニタリングする。
		デュロキセチン	CYP2D6の阻害	別の抗うつ薬（セルトラリン、シタロプラム、エスシタロプラムもしくはミルタザピン等）に置き換える。
		ベラパミル	徐脈と低血圧	ベラパミルをジルチアゼムに置き換える。
	カルベジロール	パロキセチン	CYP2D6の阻害	別の抗うつ薬（セルトラリン、シタロプラム、エスシタロプラムもしくはミルタザピン等）に置き換える。
		ベラパミル	徐脈と低血圧	ベラパミルをジルチアゼムに置き換える。
	すべてのβ遮断薬	血糖降下薬	低血糖症状のマスク	低血糖症状がないか患者に確認する。
Ⅲ群	ソタロール	制酸薬／食べ物	吸収を25%以上減少させる。	空腹時に内服する。
	アミオダロン	ロスバスタチン／シンバスタチン		スタチン系薬の減量を考慮する。
		シクロスポリン	CYP3A4の阻害	シクロスポリンの量を50%減量する。血中シクロスポリン濃度を注意深くモニタリングする。

（次頁につづく）

表2 つづき

Vaughan Williams分類	抗不整脈薬	基質薬	阻害薬	相互作用の性質	推奨事項
III群	アミオダロン	ワルファリン	アミオダロン	CYP2C9の阻害	開始したアミオダロンの量に応じてワルファリンの量を減量しINRを注意深くモニタリング。400 mg/日の場合は40%減量、300 mg/日の場合は35%減量、200 mg/日の場合は30%減量、100 mg/日の場合は25%減量
		ジゴキシン	アミオダロン	P-gpの阻害は血清中ジゴキシン濃度を2倍にする可能性がある。	ジゴキシンの量を50%減量する。
		アミオダロン	グレープフルーツジュース	CYP3A4の阻害で血漿中アミオダロンの濃度を85%増加させる。	グレープフルーツジュースを避ける。
IV群	ベラパミル	ベラパミル	ソフォスブビル	原因不明の重度の徐脈	併用を避ける。
			リファンピシン カルバマゼピン フェノバルビタール	CYP3A4を誘導し血漿中ベラパミルの濃度を低下させる。	ベラパミルの投与量を調節する。
			セントジョーンズワート		セントジョーンズワートを避ける。
		ロスバスタチン	ベラパミル	CYP3A4の阻害	ロスバスタチンの用量を1日20 mg以下に。
	ジルチアゼム	シンバスタチン	ジルチアゼム	CYP3A4の阻害	シンバスタチンの量を1日10 mg以下に。
		シクロスポリン			ジルチアゼム投与開始後は、シクロスポリンの減量を考慮し、血中のシクロスポリン濃度を注意深くモニタリングする。
その他	ジゴキシン	ジゴキシン	制酸剤 水酸化アルミニウム 水酸化マグネシウム	ジゴキシンの吸収を減少させる。	ジゴキシンはこれらの薬剤の1時間前もしくは2時間後に投与する

その他				
	ジゴキシン	マクロライド系抗菌薬	胃腸内細菌叢の変化による経口吸収の増加。	血清ジゴキシン濃度を注意深く観察する。
		アトルバスタチン	腸管からのジゴキシン分泌を阻害することで、血清ジゴキシン濃度が上昇する可能性がある。	ジゴキシンの投与量を減量し、アトルバスタチン投与開始後の血清ジゴキシン濃度を注意深く観察する。
	イバブラジン	ケトコナゾール	強力なCYP3A阻害作用によりイバブラジンの蓄積	禁忌
		その他のCYP3A4阻害薬	CYP3A4阻害作用によりイバブラジンの蓄積を引き起こす可能性がある	併用は推奨されない
		アミオダロン		
		ジルチアゼム		
		ベラパミル		
		グレープフルーツジュース		
		マクロライド系抗菌薬		
		CYP3A4誘導薬	CYP3A4を誘導する物質は血漿中イバブラジン濃度を低下させる可能性がある	併用は推奨されない
		リファンピシン		
		セントジョーンズワート		

DDIの予測と管理

　DDIの予測と管理をより正確に行うためには，contribution ratio (CR) や inhibition ratio (IR)，pharmacokinetic interaction significance classification system (PISCS) などの概念が役立ちます[14,15]．CRは薬物代謝酵素の基質薬の消失に対する寄与率を示します．IRは阻害薬がその代謝酵素をどの程度阻害するかを示します．PISCSとは，CR-IR法を使用してDDIの影響を数値化し，その結果を基に臨床的な予測を行う手法です．これらの詳細については成書で確認することをお勧めします．

3. 副作用モニタリング

　抗不整脈薬は命に関わる副作用を引き起こすことがあるため，慎重なモニタリングが必要です．これらの副作用は，心臓に関連する心臓性副作用とそれ以外の心外性副作用の二つに大別されます[16,17]．

　心臓性副作用には，徐脈性不整脈や心房粗動に伴う1：1房室伝導，持続性単形心室頻拍（VT），心室細動（VF），Torsades de Pointes（TdP）といった致死的な催不整脈を含む作用があります．心不全を持つ患者さんには，心臓の収縮力を低下させる陰性変力作用のある薬剤を用いる際には特に注意が必要です．

　心外性副作用に関しては，薬剤によって様々な特徴があり，これらについても知識を持っておくことが重要です．詳細は **表3** をご覧ください．

　副作用をモニタリングする過程では，定期的な心電図検査，血液検査による電解質レベルのチェック，そして患者さんの症状に対する細やかな注意が必要です．これにより，副作用の早期発見と適切な対応が可能となります．

【謝辞】

　症例問題の作成するにあたり，慶應義塾大学薬学部薬剤学講座所属の土谷聡耀先生より貴重なアドバイスと熱心なご指導をいただきました．深く感謝の意を表します．

各論 ● 薬剤代謝の立場から注意すること

表3　主な抗不整脈薬の心臓性副作用と心外性副作用

Vaughan Williams分類	抗不整脈薬	心臓性副作用						心外性副作用
		陰性変力作用	TdP	VF	VT	AFL 1:1房室伝導	徐脈性不整脈	
Ia群	キニジン	−	0.02%	++	+	++		抗コリン作用, 消化器症状
	プロカインアミド	○	1~2%	++	+	+	+	顆粒球減少, 肝障害, 血圧低下, 全身性エリテマトーデス様症状
	ジソピラミド	○	○			○		抗コリン作用, 低血糖
	シベンゾリン	○	○			○		抗コリン作用, 低血糖
Ib群	リドカイン	−		まれ	まれ	まれ	まれ	中枢神経系障害（幻覚, 構音障害, 興奮, 振戦, 立ちくらみ）
	メキシレチン	−		まれ	まれ	まれ	まれ	眠気
	アプリンジン	−						手指振戦, めまい, ふらつき, 錐体外路障害（無動, 固縮, 突進歩行）
Ic群	プロパフェノン	○ ※陳旧性心筋梗塞ではIc群で突然死が増加	まれ	+	++	+++	++	肝障害
	フレカイニド	−	まれ	+	++	+++	++	肝障害
II群	β遮断薬	○	○				○	全身倦怠感, 睡眠障害, うつ傾向, 間欠性跛行
III群	ソタロール	○	2~5%	+	+	+	+++	β遮断作用による倦怠感, 呼吸困難感, めまい
	アミオダロン	−	<1%	+	+	+	+++	間質性肺炎（肺線維症）, 肝障害, 甲状腺機能障害, 視神経炎, 皮膚合併症
IV群	ベプリジル	−	○				○	間質性肺炎（肺線維症）

TdP: Torsade de Pointes, VF: 心室細動, VT: 心室頻拍, AFL: 心房粗動
＋: 他の薬物との相対的な発生頻度　○: 副作用あり　—: 副作用なし
〔Do U. Cardiovasc Prev Pharmacother. 2023; 5: 1-14[6]）日本循環器学会／日本不整脈心電学会合同ガイドライン, 不整脈薬物治療ガイドライン（2020年改訂版）[17] を参考に作成〕

■ Reference

1) 緒方宏泰. 第5版 臨床薬物動態学: 薬物治療の適正化のために. 東京: 丸善出版; 2023.

2) Jovanović M, Kovačević M, Vezmar-Kovačević S, et al. Lidocaine clearance as pharmacokinetic parameter of metabolic hepatic activity in patients with impaired liver. J Med Biochem. 2023; 42: 304-10. PMID: 36987422

3) 日本消化器病学会・日本肝臓学会, 編. 肝硬変診療ガイドライン 2020 改訂第 3 版. 東京: 南江堂; 2020.

4) Golla K, Benesic A, Mannell H, et al. Hepatic Impairment as a risk factor for drug safety: suitability and comparison of four liver scores as screening tools. J Clin Med. 2023; 12: 6814. PMID: 37959279

5) Shiffman ML, Luketic VA, Sanyal AJ, et al. Use of hepatic lidocaine metabolism to monitor patients with chronic liver disease. Ther Drug Monit. 1996; 18: 372-7. PMID: 8857553

6) Frye RF, Zgheib NK, Matzke GR, et al. Liver disease selectively modulates cytochrome P450 − mediated metabolism. Clin Pharmacol Ther. 2006; 80: 235-45. PMID: 16952490

7) Karsten Dafonte K, Weber L, Chmielewski F, et al. Dose recommendations for common drugs in patients with liver cirrhosis: a systematic literature review. Clin Drug Investig. 2023; 43: 475-502. PMID: 37460783

8) McQuinn RL, Pentikäinen PJ, Chang SF, et al. Pharmacokinetics of flecainide in patients with cirrhosis of the liver. Clin Pharmacol Ther. 1988; 44: 566-72. PMID: 3141098

9) Campbell TJ, Williams KM. Therapeutic drug monitoring: antiarrhythmic drugs. Br J Clin Pharmacol. 2001; 52 Suppl 1: 21S-34S. PMID: 11564050

10) Reynolds DJ, Aronson JK. ABC of monitoring drug therapy. Making the most of plasma drug concentration measurements. BMJ. 1993; 306: 48-51. PMID: 8435581

11) Hirai T, Naganuma M, Shiga T, et al. Serum digoxin concentrations and outcomes in patients with heart failure and atrial fibrillation: a single-center observational study. Rinsho Yakuri/Jpn J Clin Pharmacol Ther. 2020; 51: 57-64.

12) 日本循環器学会 / 日本 TDM 学会. 循環器病ガイドシリーズ 2015 年度版 : 循環器薬の薬物血中濃度モニタリングに関するガイドライン .https://www.j-circ.or.jp/cms/wp-content/uploads/2020/02/JCS2015_aonuma_h.pdf.2024 年 7 月閲覧

13) Mar PL, Horbal P, Chung MK, et al. ; from the American Heart Association Electrocardiography and Arrhythmias Committee of the Council of Clinical Cardiology. Drug interactions affecting antiarrhythmic drug use. Circ Arrhythm Electrophysiol. 2022; 15: e007955. PMID: 35491871

14) Hisaka A, Kusama M, Ohno Y, et al. A proposal for a pharmacokinetic interaction significance classification system（PISCS）based on predicted drug exposure changes and its potential application to alert classifications in product labelling. Clin Pharmacokinet. 2009; 48: 653-66. PMID: 19743887

15) Ohno Y, Hisaka A, Suzuki H. General framework for the quantitative prediction of CY-P3A4-mediated oral drug interactions based on the AUC increase by coadministration of standard drugs. Clin Pharmacokinet. 2007; 46: 681-96.. PMID: 17655375

16) Do U. Adverse reactions to antiarrhythmic drugs. Cardiovasc Prev Pharmacother. 2023; 5: 1-14.

17) 日本循環器学会 / 日本不整脈心電学会. 2020 年改訂版 不整脈薬物治療ガイドライン. https://www.j-circ.or.jp/cms/wp-content/uploads/2020/01/JCS2020_Ono.pdf.2024 年 7 月閲覧

〈足立参希〉

3 薬剤代謝の立場から注意すること

2. 服薬アドヒアランスを高める工夫

> ☑ 服薬アドヒアランスとは「患者が治療方針に納得し, 医療者からの薬効や副作用についての説明を理解したうえで, 適切に継続的に薬を飲むこと」
>
> ☑ 服薬アドヒアランスを低下させる要因は多岐にわたる. 複数の要因が併存することが多いため, 患者と信頼関係を構築したうえで低下要因を抽出しよう
>
> ☑ 患者個々の価値観をふまえ, 治療に対する思いを念頭におき, 様々なツールを用いて服薬アドヒアランス向上に取り組もう
>
> ☑ 処方薬が患者にとって適切か多職種で繰り返し評価しよう

1. アドヒアランス

　アドヒアランスとは,「患者が医療者から提示された治療方針に納得し, 理解したうえで積極的に治療に参加すること」を意味します. 従来, 患者の主体性に関係なく,「どれだけ医療者の指示に従うか」を表す用語としてコンプライアンスが使用されてきましたが, 患者の自己決定権を尊重する医療への移行に伴い, アドヒアランスの考えが主流になってきました. 近い概念としてコンコーダンスという言葉も使われることがあります. コンコーダンスとは「患者がチームの一員として医師などの医療者と対等な立場で話し合い, 患者の考えと医療者の考えが一致したうえで方針を決定すること」という意味が含まれ, 患者は病気と治療の十分な知識を備えることが必要です. アドヒアランスおよびコンプライアンスは治療を受けることを前提としていますが, コンコーダンスでは治療を受けないことも選択肢になることが大きな違いです 表1 . 本稿では, そのなかでも広く医療現場で用いられているアドヒアランスという言葉に焦点をあて, 服薬における場面で話を進めていきたいと思います.

表1 コンプライアンス，アドヒアランス，コンコーダンス

概念	治療方針の決定	患者の態度	重視される点
コンプライアンス	医療者主導	受動的	患者による遵守
アドヒアランス		能動的	患者の意思
コンコーダンス	医療者，患者が対等		両者の協働

表2 服薬アドヒアランスの評価方法

主観的	・患者インタビュー ・質問紙 ・患者の治療日記
客観的	・血液や尿などの検査結果 ・画像や心電図などのモダリティ ・実際に飲んだ薬の空包装を数えるピルカウント ・処方歴と残薬からの推定

2. 服薬アドヒアランス

　では本題の服薬におけるアドヒアランスとは何でしょうか．服薬アドヒアランスとは「患者が治療方針に納得し，医療者からの薬効や副作用についての説明を理解したうえで，適切に継続的に薬を飲むこと」ということができます．薬を飲めているだけでは服薬コンプライアンスが良好であるだけで，そこにしっかり患者の理解や主体性が反映されなければ服薬アドヒアランスが良好と評価することはできません．

　医師は患者の治療のために薬を処方します．しかし，患者が指示通りに服薬しなかった場合，期待する効果が得られなかったり，意図しない副作用が現れたりします．したがって，医師の指示通りに服薬することは治療を行ううえで必須であり，医療者は処方後，指示通り服薬しているかどうか確認しなければなりません．

3. 服薬アドヒアランスとその評価方法

　服薬アドヒアランスの評価方法を **表2** に示します．主に患者の気持ちに重きをおく主観的な方法と検査結果や実際の薬を確認するなどの客観的な方法に分けられます．患者が正直に回答しない場合があるなど，単一の方法で患者の

表3 服薬アドヒアランスを低下させる要因と対応策

要因	具体例	対応策
患者	・治療への理解不足 ・認知機能低下 ・身体機能の低下（視力，聴力，嚥下能力，運動能力等） ・精神状態が不安定（うつ等） ・うっかりしていた ・治療への意欲がない	・医療者による説明，理解度の確認 ・認知機能にあわせた管理方法の検討 ・身体機能にあわせた管理方法の検討 ・精神症状の治療 ・服薬の習慣化を促す支援 ・意欲を低下させる要因への対処
薬	・ポリファーマシー ・不適切な剤形 ・不適切な処方内容 ・副作用 ・頻回な服薬回数	・お薬手帳の活用，処方薬の一元管理 ・錠剤，貼付剤，散剤など患者にあった剤形への変更 ・多職種での処方薬への介入 ・用量調節や代替薬への変更 ・減薬や服薬タイミングの統一
病気	・多疾患併存 ・慢性的な症状 ・治療の長期化	・治療優先度の評価 ・疾患についての情報提供 ・治療の見通しの説明
医療者	・医療者間，患者-医療者間の連携不足 ・治療に関しての説明不足 ・介護などの医療資源の不足	・カンファレンス，情報共有 ・医療者の支援体制の構築 ・介護保険の見直し，サービスの導入
環境や制度	・高額な医療費 ・老老介護 ・家族のサポート不足 ・社会的な孤立 ・医療機関へのアクセスが悪い	・安価な薬剤への変更 ・医療者の訪問 ・サポート可能な範囲の相談 ・デイケアなどの活用 ・医療者の訪問や医院の変更

　服薬アドヒアランスを評価することは難しいため，複数の評価指標を用いることが重要です．

4. 服薬アドヒアランスの低下要因

　服薬アドヒアランスが低下しているとは，「薬を過少もしくは過剰に服用している状態」ということができます．では服薬アドヒアランスを低下させる要因は何でしょうか．主な要因としては **表3** に示すように患者側の要因，薬に関する要因，病気に関する要因，医療者側の要因，環境や制度による要因があげられます．

　ポイントとしては，患者ごとに服薬アドヒアランスを低下させる要因は異な

り，単一ではなく複数の要因が問題になっているケースが多いということです．したがって，医療者はその患者の服薬アドヒアランスを低下させる要因は何なのかを丁寧に評価することが重要です．困っていないことにアプローチすると，逆に服薬アドヒアランスを低下させることにつながってしまうため注意が必要でしょう．

5. 服薬アドヒアランスを高める工夫

ここからはいくつか低下させる要因をピックアップして，それらを改善し，服薬アドヒアランスを高めるにはどうしたらよいか見ていきたいと思います．

❖ 要因1: うっかりしていた

誰しも何かしないといけないことを「うっかりしていた」ために忘れてしまうことがあると思います．服薬の場面でも起こりうることで，服薬をやめてしまう理由としては「効果がないと感じた」，「副作用が多いと感じた」など明確な理由のある意図した中断よりも，「うっかりしていた」ために起こる意図しない中断の方が多いとされています[1]．

〈改善策:「習慣化」を促す支援〉

継続的に服薬するためには，何ができるかを患者自身が考え，行動に移さなければいけません．そのために医療者は，服薬を「習慣化」できるように支援することが必要です．患者自身に，病状を自分でコントロールしているという意識を持ってもらうことが大切で，病態や薬の情報を知ってもらうことに加えて，服薬の障壁となるものを患者とともに抽出し，患者の思いを考慮したうえで，服薬という行動に結びつくような支援を行うことが求められます．その際には服薬を習慣化させるアイテムを活用することもできます．患者の認知機能や生活環境などに合わせて，**表4** に示したようなアイテムを組み合わせながら活用することは有効です．最近ではお薬カレンダー **図1** とアプリが連動し，カレンダーから薬を取り出すと家族のスマートフォンに通知が来るような仕組みも開発されています．どこまで患者自身で管理できるか，どこから助けが必要なのかを明確にし，支援することが服薬アドヒアランス向上につながります．

表4 服薬を習慣化させるアイテム

アイテム	内容
・一包化	・服薬タイミングごとに薬を一つの袋にまとめる
・お薬カレンダー，ケース	・曜日，服薬タイミングごとに薬をセットする
・スマートフォンアプリ	・服薬時間になるとスマートフォンに通知が来る
・服薬支援ロボット	・服薬時間になるとロボットから薬が出てくる
・医療従事者の訪問，家族の確認	・薬のセットを行う　・飲めているか直接確認する

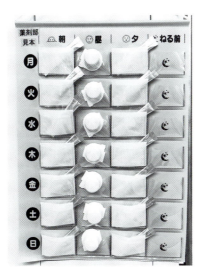

図1　お薬カレンダー

❖ 要因2：医療者間の連携不足

　入院した患者の療養の場は，自宅や施設などに移っていきます．そのため，病院で薬剤調整を行った場合は治療を継続するためにその内容を転院先やかかりつけ医，訪問看護師，薬局などに引き継ぐ必要がありますが，引き継ぎが不十分な場合もあります．例えば入院中に薬を一包化して自己管理していたことがうまく引き継がれなければ，退院後にシート包装のまま薬を渡され，服薬アドヒアランス低下につながり，再入院してしまうケースもあります．

〈改善策：薬剤管理サマリーの活用〉

　薬剤師を例にあげると，入院患者が退院する際に 図2 に示す「薬剤管理サマリー」[2]として，入院理由，病名，服薬管理状況，調剤方法，検査値，入院時・入院中・退院時の薬剤内容，薬剤変更理由と変更後の体調変化，今後フォ

2 服薬アドヒアランスを高める工夫

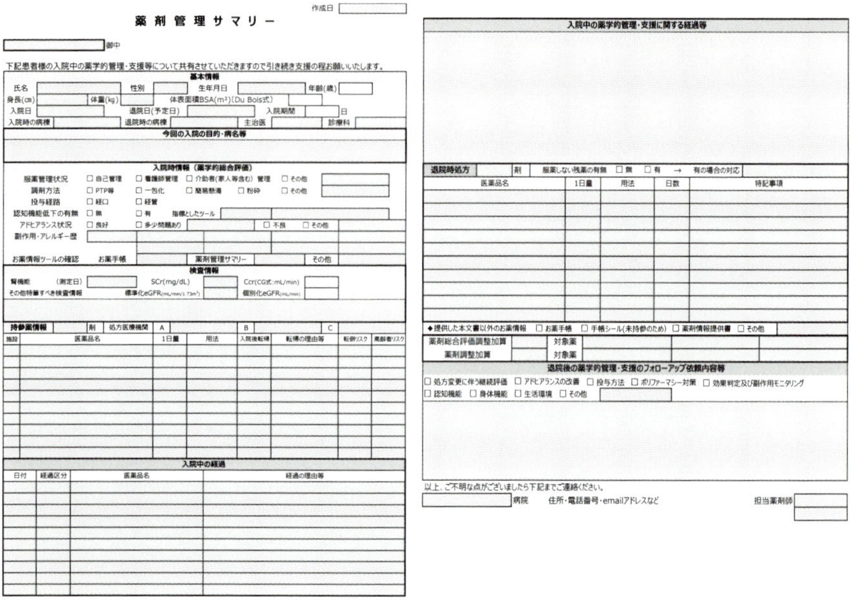

作成日

薬剤管理サマリー

御中

下記患者様の入院中の薬学的管理・支援等について共有させていただきますので引き続き支援の程お願いいたします。

基本情報

氏名 性別 生年月日 年齢(歳)

身長(cm) 体重(kg) 体表面積BSA(m²)〔Du Bois式〕

入院日 退院日(予定日) 入院期間 日

入院時の病棟 退院時の病棟 主治医 診療科

今回の入院の目的・病名等

入院時情報（薬学的総合評価）

服薬管理状況 □自己管理 □看護師管理 □介助者(家人等含む) 管理 □その他

調剤方法 □PTP等 □一包化 □簡易懸濁 □粉砕 □その他

投与経路 □経口 □経管

認知機能低下の有無 □無 □有 指標としたツール

アドヒアランス状況 □良好 □多少問題あり □不良 □その他

副作用・アレルギー歴

お薬情報ツールの確認 お薬手帳 薬剤管理サマリー その他

検査情報

腎機能 (測定日) SCr(mg/dL) Ccr(CG式:mL/min)

その他特筆すべき検査情報 標準化eGFR(mL/min/1.73m²) 個別化eGFR(mL/min)

持参薬情報 剤 処方医療機関 A B C

施設	医薬品名	1日量	用法	入院後転帰	転帰の理由等	転倒リスク	高齢者リスク

入院中の経過

日付	経過区分	医薬品名	経過の理由等

入院中の薬学的管理・支援に関する経過等

退院時処方 剤 服薬しない残薬の有無 □無 □有 → 有の場合の対応

医薬品名	1日量	用法	日数	特記事項

◆提供した本文書以外のお薬情報 □お薬手帳 □手帳シール(未持参のため) □薬剤情報提供書 □その他

薬剤総合評価調整加算 対象薬

薬剤調整加算 対象薬

退院後の薬学的管理・支援のフォローアップ依頼内容等

□処方変更に伴う継続評価 □アドヒアランスの改善 □投与方法 □ポリファーマシー対策 □効果判定及び副作用モニタリング

□認知機能 □身体機能 □生活環境 □その他

以上、ご不明な点がございましたら下記までご連絡ください。

病院 住所・電話番号・emailアドレスなど 担当薬剤師

図2 薬剤管理サマリー

〔日本病院薬剤師会 薬剤管理サマリー（令和 5 年度改訂版・記載例）[2] より．https://www.jshp.or.jp/activity/guideline/20231012-1-2.pdf（閲覧日：2024 年 1 月）〕

ローアップしてほしい内容などを主に保険薬局に向けて情報共有しています．前述の例であれば，一包化の指示追加を薬局から病院に依頼することにつながり，再入院を回避することができます．

要因 3：ポリファーマシー

皆さんもポリファーマシーという言葉を一度は聞いたことがあるのではないでしょうか．ポリファーマシーは，単に服用する薬剤数が多いことではなく，それに関連して薬物有害事象のリスク増加，服薬過誤，服薬アドヒアランス低下などの問題につながる状態と定義されています[3]．さらに，薬剤 6 種類以上の服用で薬物有害事象は特に増加すると報告されています[4]．高齢者では処方薬剤数の増加に伴う処方の複雑化や服薬管理能力の低下などにより服薬アドヒアランスは低下します．

ではなぜ薬が増えていってしまうのでしょうか．その原因の一つに高齢者の多疾患併存があげられます．糖尿病や不整脈など各疾患に合わせて専門の医療機関を受診すると，その場で薬が処方されます．それが複数の医療機関にわた

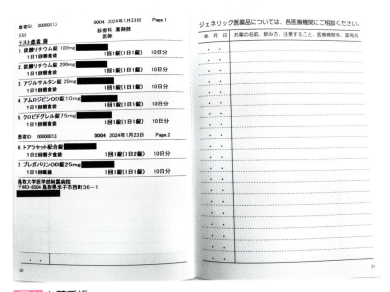

図3 処方カスケードの一例

図4 お薬手帳

ると次第に薬が増えていきます．さらに医療機関の間で情報が共有されていないと，同じ効果を期待した薬がそれぞれで処方されたり，薬の副作用に対して新たな薬が処方されたりする処方カスケード 図3 といった状態に陥ってしまうことがあります．

〈改善策：お薬手帳の活用と処方薬の一元管理〉

改善策として，お薬手帳 図4 を活用することがあげられます．お薬手帳は処方薬やアレルギー，副作用歴などの情報を患者自身がまとめたものです．医

療機関で提示すると処方内容のシールが貼付され，最新情報に更新されます．医師に提示することで，処方前に他院での服用薬を確認でき，ポリファーマシーを未然に防ぐことが可能です．また，保険薬局で提示することで，複数の医療機関で処方された薬の重複や相互作用を薬剤師が確認できるようになります．最近ではマイナンバーカードとお薬手帳アプリを連携することで，利用者が薬剤情報や予防接種歴などを取得することができるサービスも開始され，より安全な医療が届けられる仕組みが普及しつつあります．

❖ 要因4：不適切な処方内容

　処方されている薬はすべて飲まないといけないでしょうか．決してそうではありません，というと語弊があるかもしれませんが，様々な理由でその患者にとって適切でない場合があります．

　例えば痛みがあれば鎮痛薬を使用します．しかし，痛みがなくなってもそれを医師に伝えられなければ漫然と処方が継続されることがあります．また，高齢者では肝臓や腎臓などの機能が衰え，薬の代謝・排泄能力が低下します．レートコントロールなどで使用されるジゴキシンを例にあげると，腎機能の低下に伴い薬が体内に蓄積されていった場合，悪心・嘔吐，複視，めまい，錯乱といったジゴキシン中毒とよばれる症状をきたすことが知られています．また，風邪気味だからと抗菌薬を処方されるケースもあります．ウイルスが原因である風邪に対して菌をターゲットにした抗菌薬は意味がありません．このように処方された時点では適切でも，時間がたつと適切ではなくなる場合やそもそも適切ではない薬が使用されることもあります．こういった不適切な薬物療法の服薬アドヒアランスを向上させることは，薬物有害事象など患者の不利益へとつながるため注意が必要です．

〈改善策：多職種の視点で処方を見直す〉

　薬が患者にとって適切かどうかに加えて，薬を飲む・薬を管理するなどを行う能力があるかなど，医療者が評価すべき点は多いです．薬を処方する医師だけではなく，看護師，薬剤師，リハビリスタッフなど各職種がそれぞれの視点で薬剤を取り巻く環境を見直すことが重要です **表5** ．

表5 主な職種の処方薬介入への視点

薬剤師	・副作用や相互作用はないか ・剤形は適切か ・用量は適切か
看護師	・薬を管理する能力はどうか
理学療法士	・運動による症状変化はあるか（運動で過降圧にならないか等）
作業療法士	・薬を包装から取り出せるか
言語聴覚士	・嚥下機能はどうか（飲み込みはどうか，むせはないか等）
管理栄養士	・味覚障害はないか ・栄養状態はどうか

6. 不整脈領域で用いられる薬剤の服薬アドヒアランス向上のために

　不整脈領域では抗不整脈薬やワルファリンおよび直接作用型経口抗凝固薬（direct oral anticoagulant：DOAC）といった抗凝固薬が用いられます．ここからは，不整脈領域で用いられる薬剤の服薬アドヒアランスを向上させるためにはどうしたらよいか見ていきます．

6-1▸抗不整脈薬

　抗不整脈薬は，不整脈に伴う症状や QOL（quality of life）の改善，心臓突然死の予防目的で使用します．最近では，心臓突然死を予防できる植込み型除細動器（implantable cardioverter defibrillator：ICD）やカテーテルアブレーションのように不整脈の根治が期待できる非薬物療法が注目されています．しかし，目の前の不整脈をすぐに治療するためには抗不整脈薬の存在は必須で，ICD の植え込みやカテーテルアブレーションの適応でない場合や非薬物療法と併用して用いるなど，抗不整脈薬の出番はいまだ多いです．

❖工夫 1：心電図

　抗不整脈薬の服薬アドヒアランスを保つためには，薬がなぜ使用されているかを説明することが重要です．抗不整脈薬の効果は心電図所見に現れます．心電図波形を用いながら，現在の不整脈の状態と薬の効果を結び付け，薬を用いると症状が改善し生活がしやすくなるなどの説明をすることで患者も納得し，

服薬アドヒアランスの向上につながると考えられます．抗不整脈薬ごとに薬理作用は異なるため，心電図に現れる変化も異なります．このような薬剤固有の心電図変化が現れていれば，自宅での服薬アドヒアランスが良好であることもわかります．

❖ 工夫2: TDM

心電図以外に患者の服薬アドヒアランスを高める方法として，薬物血中濃度モニタリング（therapeutic drug monitoring: TDM）が活用されることもあります．TDM により患者個々の薬物血中濃度を測定することで，指示通りに服薬しているか確認することができます．また，血中濃度が高くなることにより発現する副作用を未然に防ぐことができ，副作用による拒薬を防ぐことができます．結果として TDM を用いることで患者の安全性を高めることにつながり，服薬アドヒアランス向上が期待できます．

6-2 ▶ 抗凝固薬

抗凝固薬は，主に心房細動の患者を対象に脳梗塞の発症予防を目的として用いられます．抗凝固薬は予防を目的としているため，効果を実感しにくく服薬を中断してしまう危険性があります．

❖ 工夫1: 検査値

ワルファリン（ワーファリン®）では PT-INR（prothrombin time-international normalized ratio）が至適範囲内にある期間（time in therapeutic range: TTR）を少なくとも 60%以上になるよう使用することが十分な効果を得るために重要です[5]．このように検査結果がアウトカムに影響する場合，検査結果を患者に提示すると客観的に数値として確認できるので，医療者とともに治療方針を考えるきっかけにすることができ，服薬アドヒアランス向上につながります．

❖ 工夫2: 服薬状況や副作用の定期的な確認

現在は，ダビガトラン（プラザキサ®），エドキサバン（リクシアナ®），アピキサバン（エリキュース®），リバーロキサバン（イグザレルト®）の4種類が DOAC として用いられています．心房細動の患者には，安全性の面からワルファリンよりも DOAC が優先的に使われています．その一つであるダビガトランの服薬アドヒアランスが 10%低下するごとに観察期間内の死亡と脳梗塞のリ

表6 CHADS₂スコア

危険因子		点数
Congestive heart failure	心不全	1
Hypertension	高血圧（治療中も含む）	1
Age	年齢（75歳以上）	1
Diabetes mellitus	糖尿病	1
Stroke/TIA	脳梗塞/一過性脳虚血発作の既往	2

（Gage BF, et al. JAMA. 2001; 285: 2864-70[8] より）

スクが13%増加するという報告があるため[6]，良好な服薬アドヒアランスが致命的な転帰を抑制できることを説明したうえで，服薬状況や副作用の確認を定期的に実施することは，服薬アドヒアランスの向上につながります[7]．

❖ 工夫3: CHADS₂ スコアの利用

さらに服薬アドヒアランスを高める工夫の一つとして，CHADS₂スコア〔Congestive heart failure, Hypertension, Age, Diabetes mellitus, Stroke/transient ischemic attack (TIA)〕を参考に説明することが一つのアイディアとしてあげられます[8]．これは非弁膜症性心房細動患者の血栓塞栓症のリスクを評価する指標で，**表6** のいずれかの危険因子を有することにより1点以上となり，DOAC（場合によってはワルファリン）の使用が推奨されます．このような指標を用いて，抗凝固薬をなぜ服用するのか，服用しないと脳梗塞の発症リスクが上がることをしっかりと伝えることが服薬アドヒアランスを高めるためには大切です．

まとめ

本稿では服薬アドヒアランスに焦点を当て解説しました．疾患の治療には薬を用いることが多いですが，薬を飲み続けることはとても難しいことです．今まで飲めていた人でも様々な理由で飲めなくなることがあります．したがって，医療者は繰り返し患者の服薬アドヒアランスを評価し，患者と信頼関係を築いてアプローチすることが大切です．その際は医療者の理想を押しつけてはいけません．患者ができることに着目し，どうしたら薬を適切に，継続的に飲めるかを一緒に考えましょう．

■ Reference

1）櫻井秀彦，岸本桂子，森藤ちひろ．意図的 / 非意図的中断に着目した服薬アドヒアランスの影響要因に関する実証研究．日本ファーマシューティカルコミュニケーション学会会誌．2018; 16: 4-12.

2）日本病院薬剤師会．薬剤管理サマリー（令和 5 年度改訂版・記載例）．https://www.jshp.or.jp/activity/guideline/20231012-1-2.pdf（閲覧日：2024 年 1 月）

3）厚生労働省．高齢者の医薬品適正使用の指針 総論編．2018．https://www.mhlw.go.jp/content/11121000/kourei-tekisei_web.pdf（閲覧日：2024 年 1 月）

4）Kojima T, Akishita M, Kameyama Y, et al. High risk of adverse drug reactions in elderly patients taking six or more drugs: analysis of inpatient database. Geriatr Gerontol Int. 2012; 12: 761-2. PMID: 22998384

5）Morgan CL, McEwan P, Tukiendorf A, et al. Warfarin treatment in patients with atrial fibrillation: observing outcomes associated with varying levels of INR control. Thromb Res. 2009; 124: 37-41. PMID: 19062079

6）Shore S, Carey EP, Turakhia MP, et al. Adherence to dabigatran therapy and longitudinal patient outcomes: insights from the veterans health administration. Am Heart J. 2014; 167: 810-7. PMID: 24890529

7）Shore S, Ho PM, Lambert-Kerzner A, et al. Site-level variation in and practices associated with dabigatran adherence. JAMA. 2015; 313: 1443-50. PMID: 25871670

8）Gage BF, Waterman AD, Shannon W, et al. Validation of clinical classification schemes for predicting stroke: results from the National Registry of Atrial Fibrillation. JAMA. 2001; 285: 2864-70. PMID: 11401607

〈富田貴之〉

索 引

数字・欧文

1 対 1 心房粗動	46
Ⅰ群	3, 6
Ia	6, 7
Ib	7
Ic	6, 7
Ic Flutter	61
Ⅱ群	3, 8
Ⅲ群	3, 9
Ⅳ群	3, 9
AFFIRM 試験	51
area under the plasma concentration-time curve（AUC）	110
ATP	20, 31, 44, 45, 104
ATP 感受性心房頻拍	21
atrioventricular nodal reentrant tachycardia（AVNRT）	15
atrioventricular reciprocating tachycardia（AVRT）	15
β 遮断薬	3, 8, 77, 96, 99
β 受容体	8, 12, 14, 15, 38, 68, 93, 96
Ca^{2+}	2, 4
Ca^{2+} チャネル	2, 6, 9, 15, 26, 38, 68
Ca^{2+} チャネル遮断薬（Ca 拮抗薬）	3, 10, 77
catecholamine-induced polymorphic ventricular tachycardia（CPVT）	93, 104
CHADS$_2$ スコア	141
CHF-STAT 試験	64
Child-Pugh 分類	112

CL$_h$	111
CL$_r$	111
CL$_{tot}$	111
Cockcroft-Gault（CG）式	113
CPR	94
creatinine clearance（CCr）	113
DC	18
drug-drug interactions（DDI）	123
EAST-AFNET 4 試験	51
estimated glomerular filtration rate（eGFR）	113
ICD	103
I_{Kr} チャネル	88
I_{Ks} チャネル	88
J-BAF 試験	64
K^+	2, 4
K^+ チャネル	2, 6, 9, 38, 49, 93, 95
K^+ チャネル遮断薬	3
Na^+	2, 4
Na^+ チャネル	2, 6, 12, 14, 26, 38, 49, 68
Na^+ チャネル遮断薬	3, 13
paroxysmal supraventricular tachycardia（PSVT）	15
PVC	67
P 糖タンパク質	109
QOL	139
QT 延長	9
QT 延長症候群	93, 99
Sicilian Gambit	4
TDM	140
Torsade de Pointes（TdP）	9, 93

143

Vaughan Williams 分類	3, 6	興奮旋回	82
ventricular tachycardia（VT）	81	個別化 eGFR	113
WPW 症候群	26	コンコーダンス	131
		コンプライアンス	131

あ行

アデノシン三リン酸	20, 31, 44, 104
アデノシン受容体	15
アドヒアランス	131
アミオダロン	9, 51, 63, 77, 88, 96, 97
異常自動能	82, 83
イソプロテレノール	102, 103
一時ペーシング	102
一包化	135
陰性変力作用	10, 14, 15, 77
植込み型除細動器	103
お薬カレンダー	135
お薬手帳	137

か行

カテーテルアブレーション	18
カテコラミン誘発多形性心室頻拍	93, 104
肝クリアランス	111
間欠性 WPW 症候群	29
肝血流律速	112
肝固有クリアランス律速	112
偽性心室頻拍	27
キニジン	103
逆頻度依存性	91
逆方向性房室回帰頻拍	27
クリアランス	111
クレアチニンクリアランス	113
撃発活動	74, 82, 84
血中濃度-時間曲線下面積	110
ケント束	27
抗コリン作用	6, 7

さ行

催不整脈作用	77
ジソピラミド	6, 77
自動能亢進	82, 83
シベンゾリン	6, 34, 62
順方向性房室回帰頻拍	27
上室期外収縮	12
初回通過効果	109
除細動閾値低下作用	91
処方カスケード	137
ジルチアゼム	23, 77
心機能抑制	10, 14, 15
心筋梗塞	93
腎クリアランス	111
腎血流律速	112
腎固有クリアランス律速	112
心室期外収縮	67
心室細動	93
心室性不整脈	67, 81, 93
心室頻拍	81
心肺蘇生	94
心房細動	49
心房細動アブレーション後心房頻拍	42
心房性不整脈	12, 15, 26, 38, 49
心房粗動	38
心房頻拍	38
推算糸球体濾過速度	113
生物学的利用率	108
全身クリアランス	111
選択的 β_1 遮断薬	8

早期後脱分極	84	分布容積	109
ソタロール	9, 90	ベプリジル	9, 46, 64, 103
		ベラパミル	9, 22, 31, 44, 45,
			77, 100, 104

た行

タンパク結合率	109	房室回帰性頻拍	15
遅延後脱分極	84	房室結節リエントリー性頻拍	15
通常型心房粗動	39	発作性上室性頻拍	15
定常状態	110	発作性心房細動	52
デルタ波	26	ポリファーマシー	136
同期下カルディオバージョン	18		
特発性 VT	81		
トリガードアクティビティ	74, 82, 84		

ま行

な行

		マルチチャネルブロッカー	9
ナドロール	77, 100, 104	迷走神経刺激法	18
ニフェカラント	9, 91, 96, 98	メキシレチン	7, 77, 87, 100
		メトプロロール	23, 77
		モノデスエチルアミオダロン	63

は行

や行

バイオアベイラビリティ	108	薬剤管理サマリー	136
半減期	111	薬物間相互作用	123
非選択的 β_1 遮断薬	8	薬物動態学	108
ビソプロロール	8, 24, 46, 77, 78	薬物動態学パラメーター	108
標準化 eGFR	113		

ら行

ピルシカイニド	6, 33, 34, 36, 59		
不活性化 Na^+ チャネル	93, 96	ランジオロール	100
副伝導路	26	リエントリー	4, 82
ブルガダ症候群	93, 103	リズムコントロール	51
フレカイニド	6, 33, 36, 46, 59, 77, 104	リドカイン	7, 87, 96, 98, 100
プロカインアミド	85	硫酸マグネシウム	102
プロパフェノン	62, 77	レートコントロール	51
プロプラノロール	8, 77, 78, 100		

抗不整脈薬の考え方，使い方 ©

発　行	2024 年 11 月 15 日　1 版 1 刷

編著者	小 竹 康 仁
	永 嶋 孝 一

発行者	株式会社	中 外 医 学 社
	代表取締役	青 木　　滋
	〒 162-0805	東京都新宿区矢来町 62
	電　話	(03) 3268-2701 （代）
	振替口座	00190-1-98814 番

印刷・製本/横山印刷㈱　　　　　〈HI・AN〉
ISBN978-4-498-13686-1　　　　　Printed in Japan

JCOPY ＜(社)出版者著作権管理機構　委託出版物＞

本書の無断複製は著作権法上での例外を除き禁じられています．
複製される場合は，そのつど事前に，(社)出版者著作権管理機構
（電話 03-5244-5088, FAX 03-5244-5089, e-mail: info@jcopy.
or.jp）の許諾を得てください．